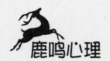

鹿鸣心理

U0190858

未成年人心理健康丛书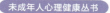

重庆市出版专项资金资助项目

丛书总主编　胡　华
丛书副主编　杜　莲　屈　远

未成年人

童年养育与心理创伤问题：
专家解析与支招

主编

瞿　伟

副主编

冉江峰　　沈世琴

编　者（按姓氏笔画排序）

马子杰　　王　萌　　王佩瑶　　王敏建

任正伽　　刘代焱　　陈俊杉　　罗华中

郭俊伟　　蔡竺颖

重庆大学出版社

推荐序 1

　　很高兴接受重庆市心理卫生协会胡华理事长的邀请，为她及其团队撰写的"未成年人心理健康丛书"写推荐序。

　　记得联合国儿童基金会前执行主任亨丽埃塔·福尔曾经说过："许多儿童满怀悲痛、创伤或焦虑。一些儿童表示，他们不知道世界会如何发展，自身的未来又将怎样。""即便没有出现疫情大流行，很多儿童也苦于社会心理压力和心理健康问题。"世界卫生组织在 2017 年就发布了《全球加快青少年健康行动（AA-HA！）：支持国家实施工作的指导意见》，表明在全球公共卫生中重视青少年健康的时候到了。如今，未成年人心理健康问题十分严峻，未成年人的全面健康发展也是我国社会发展中的重大现实问题。

该丛书着眼于未成年人的心理健康，紧贴未成年人心理健康现状，以图文并茂的方式展现了未成年人在成长过程中容易出现的心理问题，涉及情绪、睡眠、行为、性困惑、人际关系与学业竞争等八大主题，通过真实案例改编的患儿故事，从专家的视角揭示其个体生理、家庭、学校、社会等多方面的成因，分别针对孩子、家长、学校以及社会各层面提出具体的操作策略，是一套简单实用、通俗易懂的心理学科普丛书。

孩子是社会中最脆弱、最易感、最容易受伤，也最需要关爱和呵护的群体。

全球有约 12 亿儿童青少年，且 90% 生活在中低收入国家。《全球加快青少年健康行动（AA-HA!）：支持国家实施工作的指导意见》指出：存在前所未有的机会来改善青少年的健康并更有效地应对青少年的需求。该指导意见还强调对青少年健康的投资可带来三重健康效益：青少年的现在—— 青少年健康即刻受益于促进有益行为以及预防、早期发现和处理问题；青少年未来的生活—— 帮助确立健康的生活方式以及在成年后减少发病、残疾和过早死亡；下一代人—— 通过在青少年期促进情感健康和健康的做法以及预防风险因素和负担，保护未来后代的健康。

生态模型的心理干预理念告诉我们：关注个体、个体生存的微观系统、宏观系统，通过改善这三个方面的不良影响，达到改善心理健康的目的。相对于需要面对为未成年人所提供社会心理照护服务的最严峻挑战而言，在促进和保护未成年人的心理健康方面所投入的科普和宣教工作更加实际和高效。相信这套由重庆市心理卫生相关机构、各个心理学领域的临床专家和学术带头人、"重庆市未成年人心理健康工作联盟"的重要成员们共同撰写、倾情奉献的"未成年人心理健康丛书"对帮助整个社会更好地正确认识和面对未成年人一些常见的心理问题以及科学培养未成年人具有重要意义。

孟 馥

中国心理卫生协会心理治疗与心理咨询专业委员会
副主任委员
兼家庭治疗学组组长
2023 年 4 月 10 日

心理健康是全社会都应该关注的话题，特别是对于未成年人来说，它是影响其成长发展的重要因素。然而，现代社会的快节奏生活方式使许多未成年人面临精神心理问题的困扰。2021 年，"中国首个儿童青少年精神障碍流调报告"显示，在 6—16 岁的在校学生中，中国儿童青少年的精神障碍总患病率为 17.5%，这严重影响了未成年人的健康成长。为此，重庆市心理卫生协会积极推进普及未成年人心理健康知识的科普工作。同时，该协会拥有优秀的专家团队，他们积极组织编撰了本套丛书。本套丛书共八册，分别聚焦心理危机问题、情绪问题、行为问题、睡眠问题、心理发育问题、性心理问题、人际关系与学业竞争问题、童年养育与心理创伤问题等全社会关注的热点问题。

这套丛书以通俗易懂的语言和图文并茂的方式，结合实际案例，为读者提供了丰富、系统、全面的心理健康知识。每册都包含丰富的案例分析、实用的解决方案和有效的预防方法。无论您是家长、老师、医生、心理治疗师、社会工作者，还是对儿童心理健康感兴趣的读者，这套丛书都将是您实用有效的工具，也将为您提供丰富的信息和有益的建议。

因此，本套丛书的出版对提高社会大众对于未成年人心理健康问题的认识和了解具有非常重要的意义。本套丛书以八个热点问题为主题，涵盖了各个方面的未成年人心理健康问题，为广大读者提供了全面、深入、权威的知识。每册都由业内专家撰写，涵盖了最新的研究成果和实践经验，以通俗易懂的方式呈现给读者。这不仅有助于家长更好地了解孩子的内心世界，也有助于教师与专业人士更好地开展心理健康教育和治疗工作。

在这里，我代表中国心理卫生协会儿童心理卫生专业委员会，向胡华理事长及其团队表示祝贺，感谢他们的辛勤工作和付出，让本套丛书得以顺利出版。我也希望本套丛书能够得到广大读者的关注和认可，为未成年人心理健康的普及和发展做出积极的贡献。最后，我也希望未成年人心理健康能够得到更多人的关注和关心，让每一个孩子都能健康快乐地成长，为祖国的未来贡献自己的力量。

罗学荣

中国心理卫生协会儿童心理卫生专业委员会
第八届委员会主任委员
2023 年 4 月 2 日

推荐序 3

由重庆大学出版社出版、重庆市心理卫生协会理事长胡华教授任总主编的"未成年人心理健康丛书"出版了,向该丛书的出版表示由衷的祝贺,并进行热情的推荐!

值得祝贺的是,该丛书聚焦未成年人这一特殊群体,从心理发育问题、童年养育与心理创伤问题、心理危机问题、性心理问题、行为问题、情绪问题、睡眠问题、人际关系与学业竞争问题等八个方面,全面地梳理了在未成年人群体中比较常见的各种心理问题。对广大读者来说,可以全面、系统、详细地了解未成年人成长过程中遇到的各种心理问题,从中发现解决未成年人心理问题的良策。

值得推荐的理由可以从以下几个方面呈现:(1)丛书的

结构完整：丛书的每一分册都是严格按照"案例故事—专家解析—专家支招"的结构进行撰写的。首先，列举的案例故事，呈现了未成年人的心理问题的具体表现；其次，对案例故事以专业的视角进行解释和分析，找出发生的原因和机制；最后，针对案例故事进行有针对性、策略性和可操作性的支招。（2）丛书的内容丰富：从幼龄儿童的心理发育问题、养育问题到年长儿童的各种心理行为问题、睡眠问题和人际关系问题，无一不涉猎，对未成年人群体可能出现的心理问题或障碍均有描述，而且将最常见的心理问题以单独成册的形式进行编纂。同时，信息量大但又分类清晰，易于查找。（3）丛书的文字和插图优美：丛书的案例文字描述具体、文笔细腻；专家解析理论充实，有理有据；专家支招方法准确，画龙点睛。同时加配了生动活泼、鲜艳亮丽和通文达意的插图，为本已优美的文字锦上添花。

可喜的是，本丛书有许多年轻专家的加入，展现了新一代心理卫生工作者的风范和担当，为未成年人的心理健康服务奉献了他们的智慧。

本丛书适合于广大未成年人心理卫生工作者，主要是社会工作者、学校心理老师、心理咨询师、心理治疗师和精神科医师、家长朋友和可以读懂本丛书的未成年人朋友，可以解惑，抑或助人。

杜亚松

上海交通大学医学院附属精神卫生中心
教授、博士生导师
2023 年 3 月 26 日，上海

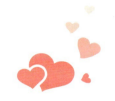

丛 书 序 言

　　未成年人是祖国的未来，他们的心理健康教育，事关民族的发展与未来，是教育成败的关键。2020 年 10 月 17 日，第十三届全国人民代表大会常务委员会第二十二次会议第二次修订《中华人民共和国未成年人保护法》，自 2021 年 6 月 1 日起施行。2021 年，重庆市主动作为、创新思考，由市委宣传部、市文明办联合政法、教育、财政、民政、卫健委、团委、妇联、关工委等 13 个部门发起成立了"重庆市未成年人心理健康工作联盟"。重庆市心理卫生协会有幸作为联盟成员单位参与其中。我个人一直从事与儿童青少年精神心理健康相关的临床、教学和科研工作，并借重庆市心理卫生协会这个学术平台已成功举办了五届妇女儿童青少年婚姻家庭心理健康高峰论坛、各种相关的专业培训班及非专业人士的公益课堂。重庆市心理卫生协会作为一个专业性、公益性的学术组织，一直努力推进大众心理健康科普工作，连续多年获上级主管部门重庆市科协年度工作考核"特等奖"。同时协会拥有优秀的专家团队，积极参与策划和落实这套丛书的编撰，是编著丛书最重要的支持力量。我希望通过这套图文并茂的丛书能够促进普通大众对未成年人心理健康知识有更多的了解。

在临床工作中，我们时常看到这样一些现象：孩子在家天天玩游戏，父母却无可奈何；父母希望靠近孩子，但孩子总是保持距离；父母觉得为孩子付出很多，但孩子感到自己没有被看见、没有被尊重；个别中小学生拉帮结伙，一起欺辱班上的某个同学，导致这个被欺负的学生恐惧学校；也有些学生一次考试成绩失利就厌学逃学；而有些孩子被批评几句后就出现自残、轻生行为……我们越来越多地看见未成年人出现各种各样的心理问题，甚至是严重的精神障碍。面对这些问题时，很多父母非常无助，难以应对，要么充满自责和无奈，要么互相埋怨指责。也有父母不以为意，简单地认为是孩子的"青春期叛逆"。学校和老师则有时过于紧张不安、小心翼翼，不敢轻易接受他们上学或复学，让一些孩子在回到学校参与正常的学习上又多了一些困难。而社会层面也有很多不理解的声音，对这些未成年孩子的情绪反应和行为方式不是去理解和帮助，反而是批判和排斥。

实际上，未成年孩子在生理、心理上具有自身突出的特点，相对于成人，他们处于不稳定、不成熟的状态，他们的世界观、人生观、价值观等思想体系正处在形成阶段。这个时期的孩子非常需要家庭、学校、社会等多方面给予特别的关心、爱护、引导与帮助。来自周围的对他们的一些观念、态度的转变，可能看起来非常微小，却往往成为点亮他们生活的一束光，可能帮助他们驱散内心的一点阴霾，更好地度过这段人生旅程，走向下一个成长阶段。

本套丛书共八本书（分册），分别聚焦未成年人的心理危机问题、情绪问题、行为问题、睡眠问题、心理发育问题、性心理问题、人际关系与学业竞争问题、童年养育与心理创伤问题等主题。丛书各分册的主编与副主编均是重庆市心理卫生协会理事会的骨干专家，具有丰富的心理学知识或者临床经验。由于未成年人的各个生命发展阶段又呈现出不同的心理特点，因此本套丛书也强调尽量涵盖现代社会中不同年龄段未成年人所面临的具有代表性的心理问题。

本丛书的每个分册都具有统一的架构，即以案例为导向的专业分析和建议。这些案例都源自作者专业工作中的真实案例，但同时为了保护来访者隐私，强调了对其个人信息的伦理处理。如有雷同，纯属巧合，请读者不要对号入座。为了使案例更加具有代表性，也可能会结合多个案例的特点来阐述。为了给大家更加直接的帮助，每个案例都会有专业的解读分析，及延伸到具体的解决方法和建议。书中个案不少来自临床，医务人员可能给予了适当的药物处理和建议，请读者不要擅自使用药物。如有严重的相关问题，请务必到正规的专业医院进行诊治。希望通过本丛书深入浅出的讲解，帮助未成年孩子的父母、学校老师以及未成年人自己去解决教育和成长中面临的困惑，找到具有可操作性的应对方案。而这些仅代表作者个人观点，难免有主观、疏漏，甚至不够精准之处，欢迎读者提出宝贵意见和建议，以便有机会再版时可以被更正，我们将不胜感激！

在本丛书的编写过程中，我真诚地感谢重庆大学出版社的敬京女士，她是我多年的好友，当我有组织这套丛书的设想时，与她一拍即合，感谢她一路的积极参与和支持，以及她身后的出版社领导和各部门的专业帮助，还有插画师李依轩、辛晨的贡献。因为有他们的帮助和支持，本丛书才能顺利完成。同时，我真诚地感谢重庆市心理卫生协会党支部书记胡晓林、重庆市心理卫生协会名誉理事长蒙华庆及重庆市心理卫生协会常务理事会的成员们，在 2021 年 9 月常务理事会上对丛书编写这一提案的积极支持和鼓励。我要真诚地感谢重庆医科大学附属第一医院心理卫生中心的同事，重庆市心理卫生协会的秘书长杜莲副教授，以及副秘书长屈远博士，在组织编撰、写作框架、样章撰写与修改、篇章内容把控、文章审校等方面的共创和协助。我还要感谢重庆市心理卫生协会常务理事、重庆市心理卫生协会睡眠医学专委会主任委员、重庆市第五人民医院睡眠心理科高东主任和重庆市心理卫生协会理事、重庆市第五人民医院睡眠心理科黄庆玲副主任医师对样章撰写的贡献！

我要感谢所有参与丛书编写的各分册主编、副主编及编委会专家和作者的辛苦付出！没有你们，这套丛书不可能面市。

我还要感谢重庆市委宣传部未成年人工作处李恬处长的支持和鼓励，并把这套丛书的编写纳入"重庆市未成年人心理健康工作联盟"2022 年的工作计划中。

最后,我要感谢在丛书出版前,给予积极支持的全国儿童青少年心理与精神卫生领域的知名专家,如撰写推荐序的孟馥教授、罗学荣教授、杜亚松教授,撰写推荐语的赵旭东教授、童俊教授和夏倩教授,以及家庭教育研究者刘称莲女士。

健康的心理造就健康的人生,我们的社会需要培养德智体美劳全面发展的社会主义接班人!我们的社会和家庭需要我们的孩子成长为正如"重庆市未成年人心理健康工作联盟"所倡导的"善良、坚强、勇敢"的人。为此,面对特殊身心发展时期的孩子,我们需要在关心他们身体健康的同时,更加积极地关注他们的心理健康状况,切实了解他们的心理需求和困难,才能找到解决问题的正确方法,才能让孩子在参与和谐人际关系构建的同时实现身心的健康成长和学业进步。

虽然未成年人的心理健康发展之路任重而道远,但我们依然砥砺前行!

胡 华

重庆市心理卫生协会理事长

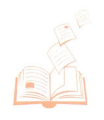

作者序言

　　我在医院从事临床心理咨询与治疗三十多年，每天的工作都是倾听一个个当事人向我讲述他们令人伤痛的故事。我曾向好奇我工作性质的朋友这样介绍我的工作：我的工作就如同展示生命痛苦的窗口。借助这个窗口，我目睹了人世间的痛苦百态和很多人悲催的故事，我也借助这个窗口，运用我的专业理论和技术，帮助那些寻求心灵抚慰和修复心理创伤的当事人摆脱内心痛苦的束缚，协助他们开启新的人生。

　　多年前，我就产生了一个愿望：在我不那么忙碌的时候，我要将一个个生命历程中典型痛苦的故事改编成册，借助自己的专业知识对故事中人物的心路历程进行解读与剖析，让更多人看到和理解人性的复杂，让更多人从心理学视角增加对自己、他人，以及人性的理解，从而减少对自己或他人无意识的伤害，让自己活得更轻松、自在与快乐。就在去年重庆市心理卫生协会常务理事会上，理事长提出计划编写一套专门针对未成年人心理健康的系列丛书，指定由我来主编"儿童养育与心理创伤"分册，这正好契合了我的愿望，于是我就欣然接受了这个任务。

本书结构是按照三部分的统一模式书写呈现。第一部分是案例故事，用故事及问题引起读者的注意。第二部分是专家解析，让读者从人性和心理视角去理解青少年问题的形成与发展，同时对父母也给予充分的共情与理解，孩子问题行为貌似是"父母的错"，但也并非"父母的错"，因为父母也是原生家庭的"受害者"。比如，在"妈妈，你的人生我背负不起"和"躯体虐待：黄荆棍下出好人？"中，父母自身背负了生命伤害和原生家庭教育失当的后果。第三部分是针对故事中呈现出的具体问题，专家分别从当事人、父母和学校不同视角提出了解决问题的方式或策略，无论是当事人、父母，还是学校，都能从中获得启发和益处。

本书共有十余位编者，他们的写作风格各有不同，有的文字朴实无华，直接表明问题；有的文字妙趣横生，象征性的言语对故事主题起到了化龙点睛的作用。无论是什么风格的文字表达，每个故事都描述得非常生动，让我们看到生命痛苦的故事是从一条什么样的主线展开的。此外，每个故事还配有故事人物图画，图文并茂，增加了本书的可读性和趣味性。

常言道："没有不爱自己孩子的父母""天下无不是的父母"。父母常对孩子说的话是："我都是为你好""我所做的一切都是为了你"。现实生活中真的是这样的吗？事实上，不管是从我临床工作听到的故事中，还是从本书呈现出来的案例或其他青少年心理问题报告文献中，我们都会发现父母在某些教育观念、养育方式以及亲子互动模式等方面存在明显的不合理观念、不恰当行为或不正确态度等，这些因素正是形成孩子心理问题的关键环境原因。本书选择的青少年问题非常具有典型性，比如，在"管得越严，孩子越好吗？""妈妈，你的人生我背负不起""懂事孩子背后的伤痛"等故事中，父母竭尽所能给孩子提供优良的学习条件，但与此同时给予孩子很高的期待与压力，这种不适宜的、没有结合自家孩子需要与心理特征的父母单方面高期待、高投入，或无意中将孩子的人生当成是自己人生的延续，是自己人生遗憾的补偿，其结果是给孩子带来高压力、高焦虑、强烈的自责与内疚感。在一段时间里，这些孩子曾活成了"别人家的孩子"，但持续的负重、认同了父母不接受自己不够优秀或无法接受自己正常过失或失误的观念，带着这么大的压力，以及这样的人生观、价值观，孩子注定是无法负重前行的，甚至会心理崩溃，不能像一个普通孩子那样上学和生活。从案例故事中，我们会看到，很多父母与孩子之间的沟通是"鸡与鸭"式的对话，父母没有倾听、没有理解、没有支持与鼓励，而是讲空泛大道理，或是否定、指责、贬低，或不予回应，或过度控制与强迫孩子必须按自己的想法行事，其结果是将孩子抛弃在迷茫、自我否定、脆弱、无助、焦虑、抑郁的困境之中。

本书中的案例故事还呈现了青少年常见的暴食行为、自残行为、攻击行为、疑病观念与行为以及创伤性应激反应等心理问题，为读者提供相应的心理科普知识，以便读者早期识别与理解，减少和停止对孩子的无意识继续伤害行为。精神分析理论和客体关系理论明确指出，在一个人生命成长历程中，早年生活及人际经历与体验，是塑造一个人性格和人际关系模式的基础，如果早年形成的不适宜的人际关系模式或性格在后来的经历中没有得到修复或改变，一旦在后来的经历中固化则可能持续一生，因此，原生家庭成员的行为和家庭关系在一个人一生中将产生深远的影响。

我想特别强调的是，本书的真实意图，是通过一个个改编的真实案例故事，协助父母认识到孩子的问题并不像表面看上去的那样简单，真正的问题是背后的环境原因，要洞察问题背后的原因。想解决孩子的心理问题，首先是接纳自己的问题，然后是理解自己的问题，并与自己和解，之后才可能让问题得到改变，或让心理创伤得以修复，而不是简单探索孩子问题的归因，更不是指责、批评父母的不是，如果这样，那父母的错，又归于父母的父母的错，这种找错误源头的方式毫无意义，也注定是无解的。无论是孩子，还是家长，只要每个人能有一点点改变，就有可能带来其他人员的改变，这样才能一起改变，改变才会更有效，家庭的代际问题才会在一代一代中逐渐修复。此外，编者们最想要告诉父母的是，父母爱孩子，需要正确的爱的方式。爱并非自然而然的能力，爱的能力是需要父母学习的，学习如何爱和如何表达爱。教育孩子成长的过程是非常不容易的，甚至是非常具有挑战性的，这需要父母成为一个学习型家长，对孩子保持开放态度，允许孩子有犯错的空间，了解不同阶段孩子成长的心理特点，那么父母的教育才能真正滋养到孩子，孩子才能体会到父母的爱。与此同时，教育孩子成长的过程，也是父母自己成长的过程，或许在这一成长过程中，父母还能替代性解决自己早年没有解决的心理创伤。

最后，我要感谢参加本书编写的每个作者，他（她）们是，陈俊杉、冉江峰、蔡竺颖、王敏建、王萌，五位编者均来自重庆市精神卫生中心；沈世琴、王佩瑶来自雨点心理；郭俊伟来自重庆市中医院临床心理科；罗华中来自重庆市江北区精神卫生中心；我和任正伽两位来自重庆医科大学附属第三医院临床心理科；刘代焱来自总参306医院临床心理科；马子杰是南方医科大学在读研究生。我们作者大多来自医院，每天工作非常忙碌，但对于本书，大家都倾注了心血，从案例的选择、写作、修改到最后定稿，先后几次在网上开视频会议反复讨论，为了人员能到齐，每次会议都安排在晚上9点到11点。在此，我由衷感谢每位编者对本书的辛勤付出，感谢你们的时间、精力

以及专业经验。我还要特别感谢两位副主编，冉江峰和沈世琴，

为本丛书每篇初稿的修改和定稿付出了极大的智慧。

祝大家开卷有益！

瞿　伟

于 2022 年 10 月 10 日

世界精神卫生日

目 录
CONTENTS

第1节

父母教育理念不一致，怎么办？

陈俊杉

案例故事

小明今年上小学三年级，他性格显得争强好胜，在和同学的相处过程中，凡事都要争输赢，不仅在言语上要争得上风，还总是喜欢在大家一起玩耍时制定规则，要求同学们按自己的想法做，一旦有人提反对意见，小明就会和对方发生口角。逐渐地，同学们都不喜欢和他一起玩，老师也经常收到其他同学对小明的告状，同学们总说小明"霸道""不让人"，老师多次单独找小明谈话，但收效甚微。

老师跟小明沟通时发现，小明父母对此问题的态度截然相反，爸爸认为这是孩子在表达真实自我，是自我能力的一种展示，应该给予鼓励和表扬；妈妈则认为孩子不注重别人的感受，凡事占强，以自我为中心，应该向小明指出，所以她总是因此批评教育小明。在回应老师的反馈时，小明父母也展现出完全

不同的态度，爸爸对小明非常维护，不愿和老师多谈这个问题，

也不愿去学校参加家长会，甚至有时还会当着小明的面说老师

对待小明过于严厉，偏袒其他同学。而妈妈则认同老师的说法，

非常重视老师的反馈，老师说什么就是什么，回家后反复念叨，

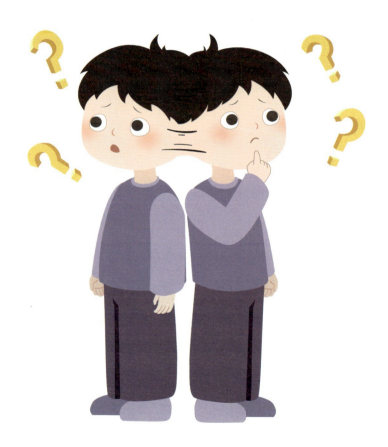

听到爸爸的说法时也忍不住出口反驳。

父母双方经常当着小明的面就这个事情争执，相互指责，各执己见，都想说服对方，然而每次都不欢而散。后来经过与老师、亲朋好友的沟通，爸爸妈妈不再当着小明的面争吵。在妈妈批评小明的时候，爸爸在旁边一言不发，私下却跟朋友抱怨孩子妈妈不尊重自己的意见，在孩子面前不给自己面子，当朋友指出他也没有听取妻子意见，同样是不尊重妻子时，小明爸爸一时无以回应，但之后却又继续说孩子妈妈的教育方式会压抑孩子的个性发展，会让孩子过分在意别人的感受而压抑自己的想法。同样，妈妈对爸爸也非常不满，认为爸爸表面上在孩子面前不再跟自己正面争论，但他消极回避的态度就是表达不同意或拒绝沟通，会给孩子树立不好的榜样。

在一次家庭治疗中，妈妈指责爸爸太固执，完全听不进别人的意见，所以孩子的问题才没有改变，孩子完全像爸爸，而爸爸也强烈反驳妈妈，认为妈妈让孩子处处体谅别人，考虑别人的感受，会导致孩子，特别是男孩子成为一个缺乏主见、瞻前顾后、没有自信的人。小明父母当着治疗师的面在治疗室里再次争吵了起来。妈妈觉得非常难过，一方面觉得自己付出太多却没人理解，感到很委屈；另一方面面对孩子的人际关系问题，又非常无力。

专家解析

　　案例故事中，小明的父母分别看到了小明行为中想表达的自我能量和表达方式中的缺陷，这或许正是他们自己已经具备的品质或者不能容忍的行为，比如，案例中的爸爸可能正是一个重视自我表达、自我展现的人，而妈妈则是内敛、能考虑别人感受的人；有时也可能与本人缺乏但向往拥有的品质有关，比如自由表达或许是爸爸向往的品质。但是当他们的观点发生碰撞时，爸爸妈妈内心都感受到对方对自己的不理解，都感觉到对方对自己的不尊重。妈妈从爸爸回避的行为中感到被拒绝，因为没有获得支持而觉得无力。他们在经历太多正面冲突争吵后，用回避的方式代替了争吵，但是双方依旧坚持自己的观点，谁也没有认同谁。而小明在学校里也完美重演了父母的行为——坚持己见，不能接受同学和老师的反馈，当同学表达了与他想法不一致的意见时，小明则采用与同学正面对抗的方式来解决。

父母在教育孩子时，理念不一致的情况太常见也太正常不过了。类似小明父母的争吵发生在每一个家庭中。很多育儿专家和家庭治疗师都已经反复提到了和谐的家庭氛围对孩子发展的影响，也提出了"父母争吵导致的家庭割裂对孩子成长的影响""父母需要以开放的心态去接受不同的育儿理念""父母双方需要沟通达成一致"等观点和建议，这些已经深入人心，在此笔者不想再做阐述和强调。在我们与儿童及父母工作的过程中，很多父母都表达"太难了""道理我都懂，就是做不到"，就像故事中小明的爸爸妈妈，他们表面上看起来不再争吵，但是也没有完全达成一致，甚至在表面的平静下涌动着更加不稳定的能量，所以本文想聚焦在为什么有些父母的理念不一致并且无法达成共识这个问题上，期待能在"为什么"和"怎么办"上提供帮助。

我们为什么很难接受异己的意见，尤其是那些与自己想法南辕北辙的观点呢？我们不同意的仅仅是一个观点吗？这里我们需要了解一下意识和无意识这两个概念。荣格认为，意识是从无意识中发展而来的，影响我们的认知和行为，意识不仅仅是我们意识到的部分，还有未被认识到的、广阔的无意识部分。无意识由所有与个体生活有关的内容组成，比如被埋藏的回忆、被压抑的情感、古老的集体性的记忆等。无意识部分需要通过某一事件、某一个场景投射到外部，才能被意识吸收、转化；通过对无意识的再认识、再适应，意识的领域得以拓展，人格得以完善，自我发展得以实现。异己观点常常就是无意识的投身之处，当我们面对异己观点时，其实就是在进行意识与无意识的接触和对话，这并不是轻而易举就能接受和完成的事。

所以激怒我们的，并非异己观点本身，而是隐藏在观点背后我们未能接受或不允许自己接受的部分。排斥那些我们不能接受或不允许接受的内容，是一种自我保护方式。通过这种分割和排斥，我们不会随时随地被那些自己不能接受的情感和事件冲击，它维持了我们个体心灵的完整性和稳定性，同时也帮助我们能有相对宽裕的时间去与某些让人难受的情绪沟通、交融，从而完成心灵空间的扩充和心理的成长。这种成长是缓慢而曲折的，排斥仿佛是波浪中的小船，起到了承托、保护的作用。当我们能够肯定这一功能时，类似那些"我不能接受他 / 她的意见，简直太不应该了"的自责就可以稍微减轻了。当自责的重担被卸下，类似瓶子中的水被倒出时，容纳新观点、新感受的空间得以产生，瓶子以外曾经被排斥的感受和观点就有了容身之处，接纳和转化的契机也就此浮现。

接受异己观点的意义，不仅仅在于勇敢面对自己曾经不能接受或不愿意接受的部分，更在于提供了一个更加全面认识自己的机会，那些存在于无意识中未能发展的自我的一部分，也经由这个契机得到发展的可能。能明白排斥异己观点的原因，肯定对异己观点排斥的积极作用，同时也看到接纳异己观点后成长的可能，也许我们就能更好地去面对在养育过程中那些和伴侣观点不一致的时刻了。

专家支招)))

▶ **对于家长**

我们常说，父母是孩子的第一位老师。孩子对自我的认知、看待世界的方式、处理问题的模式，都受到父母相当大的影响。当父母不能接受与自己观点相反的意见时，孩子可能就会体会到排除异己、唯我独尊的滋味，这种绝对霸道的掌控感会给人非常强烈的情感冲击，是很棒的体验。但如果长期体验到这样的感受，孩子可能就会形成非黑即白的认知和处理方式。父母需要去尝试发现事物对立的两面，这是可以经由持续练习巩固成型的思维方式。通过训练，我们就可以逐渐心平气和地站在对方的立场上思考、倾听和接纳，有机会去思考并尝试印证对方的观点。孩子也就能从父母身上看到兼容并包的好处。而接纳和倾听，也会带来和平、开放的家庭氛围，给家庭中的每一个人更多的滋养和疗愈。

▶ 对于学校

有时候，期待父母去发现对方眼里的实情，好像是很困难的事情，毕竟要挣脱和改变习以为常的模式和视角，并不容易。老师或许可以借由第三方的身份，提供不同的视角，帮助父母看到他们曾经忽视的部分。在与父母沟通的时候，老师如果能采取更加温和的方式，肯定父母对孩子的关注和其行为背后对孩子有利的部分，在此基础上再指出父母没有看到的另外一面，这样既能减轻父母被指责的受挫感，又能让父母接受曾经排斥的内容。老师也可以当面表扬和强化孩子行为中健康的特质，比如称赞孩子有自己的主见、有创意地构建新的规则，同时也帮助孩子学会站在同学的立场上换位思考，帮助孩子的心智化向前发展。

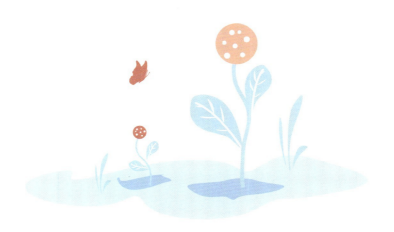

第 2 节
管得越严，孩子越好吗?

陈俊杉

案例故事

　　小树是家里的老大，今年已经 7 岁了。从小父母就对他寄予厚望，制定了很多规则和目标，不仅把他每个周末排得满满的，平日也布置了很多额外的功课。爸爸做了一张计划表，上面密密麻麻排满了功课，要求小树严格执行。一旦发现小树没有遵守或者偷工减料，父母就会严厉批评，也不听他解释。小树很羡慕其他小朋友能经常出去玩，开始他还会和父母说想去哪儿，可是每次父母都以"少年不努力，老大徒伤悲""我们都是为你好""这些都是爸妈以前吃过的亏"等说法挡回去，渐渐地小树也不再提出去玩的事情了。在父母的培养下，还在读幼儿园的小树就拿了好几个奖状，父母在亲戚朋友面前也经常夸赞小树获得的成绩，旁人也拿小树当榜样教育自己的小孩。小树每次在外面受到表扬，回家以后爸妈都会夸他是一个听话的好孩子。

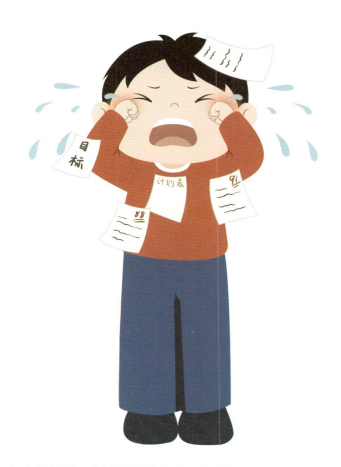

上小学以后，小树发现其他小朋友也很厉害，自己再也不是特别突出的那一个了。被老师表扬也只有偶尔的一两次，甚至还有一次反而被老师当着其他同学的面批评，小树特别不开心，回家以后哇哇大哭，父母不仅没有安慰他，反而说"你已

经是大孩子了，遇到这么一点挫折就哭，一点都不像个男子汉"，之后还责备他没有努力，做得不好。渐渐地，小树越来越沉默，上课不再踊跃举手回答问题，老师布置任务的时候也不再积极参加，每次被老师批评以后还会大哭。他和同学相处时不复以前的阳光开朗，显得有些唯唯诺诺的，还经常把家里的玩具带去学校给同学玩，找父母要钱买东西给同学吃。老师向父母反应了小树在学校的表现，让父母好好关心一下小树。可是不管小树的父母怎么引导，他也不愿意说学校里的事情，被逼急了就开始哭，甚至推搡父母。家里不但没有父母想象中小树倾诉心声的场景，反而每次都是鸡飞狗跳的。在二年级上学期考试成绩下滑，被老师留下批评以后，小树不愿再去上学。父母一提去学校，小树就大哭，对父母拳打脚踢，用头撞墙。父母吓坏了，不敢再提让小树回学校的事。

专家解析

　　一个从小优秀、在爸妈眼里"听话"、处处受表扬的孩子，长大以后不仅外在的成绩好像不如以往，连性格都有了明显的变化，从开朗变得唯唯诺诺、害怕失败、讨好别人。父母对孩子的殷切期盼和严格要求，仿佛并不能帮助孩子走得更快、走得更远。这中间是出了什么问题呢？

孩子天生就具有发展的倾向和能力，他们感受到内在的需求，充分调动生命能量，使用自己的方式去试探外界和他人，并根据外在的反馈不断调整，最终实现自我需求的满足，获得成长。孩子在这个过程中不仅会内化外界的反馈，也会根据反馈来对自己的行为赋义：当外界给予更多支持时，孩子将体会到鼓励、促进，他也能更积极主动地调动能量，可以更有活力去进行持续的探索；而当外界环境是严苛的、非支持性的，孩子将会把这样的体验内化，形成压抑、自我攻击、讨好、回避等适应性的行为，比如当孩子在尝试接触或表达自己的需求时，遭遇到令人不快的反应，他将慢慢地不再尝试新鲜事物，也不再对新的体验感兴趣，于是我们就会发现孩子变得胆小、孤僻，甚至出现焦虑、抑郁等临床症状。

由此可见，持续地纳入外界的能量、信息、反馈，将内在自我表达出去，是每个孩子发展的模式和需要。正是在一次次对外探索的过程中，孩子不断地对主观体验进行组织、建构，形成自我，自我意识也在持续的探索中发展、改变和更新。严厉的养育环境可能会打断这个过程，破坏孩子发展的自然平衡，对孩子形成自我意识造成阻碍。这样的孩子会难以区分需要是自我的还是他人的，在表达感受、调节自身的情绪上存在困难，内在自我系统也很难与外界环境形成良性的交互。

专家支招

> **对于家长**

首先，作为父母，我们需要去理解和重视孩子发展过程中体验外界、尝试和探索的重要性，允许孩子试验性地表达自我，而非使用严厉的方式去帮助孩子规避某些风险。其次，提供相对包容、宽松的养育环境，让孩子彻底放松下来，更加舒适地完成对外界的探索和自我体验的整合。

对于部分父母来说，还需要容纳自己有挫败和失控的体验，尤其当孩子不遵照计划、不服从安排时，有些父母可能体会到强烈的失控、被挑战或挫败感。父母需要察觉到这一部分情绪，不要把它们转化成对孩子行为的压制。当父母能清晰地认识到严厉管教是处理自我焦虑的行为时，其实也就区分了父母的需求和孩子的需求，这样就能提供更加安全、更具支持性的环境，孩子也就会更有活力地去探索，发展出更多样的行为和表达方式，能更好地去适应现实环境和发展自我。

当然，我们不能一概而论，将严厉管教视为洪水猛兽，彻底弃之不用。不同孩子的内在需求和发展节奏不同，我们所采取的所有方式，都必须以孩子为出发点来考量，必须适合这个孩子。这个道理与"因材施教"的理念是一致的。假如孩子的性格就是比较听话、比较顺从的，那么父母完全可以更温和一些，给予更多的支持和鼓励，促进孩子去尝试和探索；如果这个孩子本身就非常活泼好动，极具冒险精神，那么在面对危险的境地时，父母的严厉管教对孩子来说就是保护性的行为。所以，父母具有一定的灵活性非常重要。父母作为孩子外在环境的重要组成部分，展现更有弹性的处理方式，也将提供给孩子不同的接触体验。这些体验将逐步被孩子吸收和内化，形成适应性更强的行为模式，从而更有效地帮助孩子面对和解决遇到的问题和挫折。

当孩子在表达自己的情绪时，父母除了采取鼓励和支持的态度，还可以帮助孩子接纳自己的情绪，用倾听、理解代替严厉拒绝，比如允许孩子用哭泣的方式表达难受，告诉孩子"我知道你很难过，没关系的，哭一会儿吧"，而不是告诉他"你已经是大孩子了，大孩子不能哭""男子汉哭鼻子好羞耻"之类的话。教会孩子接受自己的情绪，既是对孩子情感发展需要的满足，也是帮助他们以更加正面的视角看待自己的情绪变化。同时，父母还需要教会他们用语言表达出挫败、失望、恐惧、害怕的情绪体验。如果孩子们发现当把这些情绪说出口也不会引来贬低、打压和被抛弃的体验时，他们就更能坦然接受失败和不完美，生命的能量也因此得以疏通，流向更加广阔的外部天地，而非浪费在对自我情绪的压抑和处理上。

► **对于学校**

在学校里，要让老师去了解每一个孩子，完全做到"因材施教"，是非常不切实际的，不过我们也不能否认和忽视，在学校中与老师、同学们的互动，是孩子获得修正性体验的一个重要渠道。孩子可以通过老师富有耐心的倾听、适当的共情、温和的教育等获得与父母对待下截然不同的感受。孩子也可以在与同学的接触和交往中，去观察、模仿和学习别人遇到问题时的处理方式。这些新奇的体验也将被孩子慢慢地整合到自己的内部，形成对自己、对世界不同的看法。所以，正视孩子发展的可能性，不给孩子贴标签，促进孩子与同学之间的交往，也是老师们在孩子成长路上给到的重要助力。

重视孩子的需求，营造支持性的环境，不等于说父母与学校就应该放任孩子自由表达和发展。任何人的发展都离不开所处的环境，这个环境不仅是指物理的现实世界，更包括了社会规范、族群传承、亚文化及社区的影响等。发展出适合当下环境的行为模式，才能促使生命持续前进。

所以，父母和老师在提供支持性环境的基础上，还需要引导孩子以更加适合的方式表达需求，协助孩子将外界环境的信息与内在能量进行融合，进而让孩子发展感受自身、调动能量的能力，保持对外界探索的活力，更好地展现自我、发展个性。

当然，我们一直强调，父母是否需要采用严厉的方式、老师怎么去倾听和理解孩子、孩子怎么去学习表达自己的真实感受和需求，这些都没有特定的标准和万能的公式。尊重个体的独特性，把每一个家庭和个体的成长环境也纳入到整体考量中，这正是我们对生命的认识和尊重。也只有认识到个体自我的独一无二，我们才能真正去倾听和理解个人自我表达的需求，才能看到每个个体迥异但旺盛的生命能量，才能尊重其不同的生命韵律和节奏。带着这样的认知，带着这样的敬畏和尊重，我们或许就可以和孩子独特的内在产生共鸣，回应他们最原始、最深层的需求，陪伴他们以自己的节奏成长。

第3节

是不是我不够好，你们才总是吵架？

沈世琴　王佩瑶

案例故事

　　小茜今年 13 岁，是初一的学生。进入初一两个月后，父母觉得小茜变得不爱说话了，她经常情绪低落，周末就把自己关在卧室里，不愿出门。有一天小茜从卧室出来吃饭，妈妈看到卧室的窗帘被小茜拉得透不进一丝光线，她记得门关着的时候小茜也没有开灯。她问小茜怎么了，小茜说自己很累在睡觉。后来小茜似乎越来越爱睡觉，晚自习回来后马上就进房间了，早上总要喊她很多遍，她才拖拖拉拉从卧室出来。直到有一天，上学快迟到了，妈妈发现小茜仍躺在床上，叫了好几遍都没有反应。妈妈拉小茜起床，发现她的手臂上有好多道深深浅浅的划痕，妈妈这时才意识到小茜的心理出问题了。

　　从小茜记事起，爸爸和妈妈就经常吵架，吵架的原因很多，从爸爸把袜子扔在地上，到舅舅买房子找妈妈借了一笔钱。她

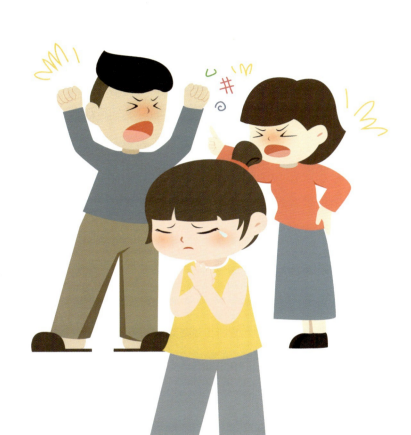

一开始劝妈妈不要和爸爸吵，妈妈非常伤心，哭诉自己平时管她管得多反而不讨好，不如像小茜爸爸那样不管她。她又劝解爸爸，说妈妈借钱给舅舅是因为以前舅舅他们家帮了妈妈很多

忙，爸爸愤怒地让她不要管大人的事情，不要像她妈妈一样拎不清。这样的事情发生了几次之后，她学会了保持沉默。但有时候她不参与爸爸妈妈的争吵，妈妈也会把她拉进去，妈妈会说："别人家的孩子看见爸爸妈妈吵架都会劝一劝，你倒好，像这个家跟你没有关系一样。"从那之后，小茜回家都提心吊胆，每次发现只有妈妈在家，爸爸没回来，她才会松一口气。吃完饭，她就赶紧说自己要写作业便回自己的卧室了，妈妈很快就会来陪她写作业，爸爸自己玩游戏或看电视，他们争吵的时间也就少了。在小茜看来，爸爸妈妈只在乎她的成绩，因为只有在她考试考了高分或者在学校的比赛中获了奖的时候，爸爸妈妈才能同时高兴起来。

妈妈对小茜的学习有很高的期待，从小茜上学起，妈妈几乎每天晚上都陪着小茜做作业，三四个小时是常事，有时甚至到凌晨。小茜如果在做题时出现错误，妈妈就会非常生气，气急了还会动手打小茜。妈妈把小茜的时间表排得满满的，每周只有周日早上可以多睡一会儿。正因如此，小茜鲜有和同学一起出去玩的机会，也不敢邀请同学到家里来玩。小学期间，小茜的成绩一直在班里排前二，后来她考上了重点中学的实验班。

初中的第一次考试，小茜在班上排第 23 名。爸爸妈妈得知成绩的那天，他们在饭桌上争吵了起来，妈妈责怪爸爸不重视小茜的学习，爸爸指责妈妈管得太多，没有培养小茜自主学习的能力。小茜一句话都不敢说，只能默默吃饭。成绩下降的同时，小茜与同学的交往也遇到了困难，尽管小茜与同学交往的时候非常努力地去迎合同学，不管是同学让她帮忙打扫卫生、帮忙带饭，还是找她借东西，小茜都是欣然答应，但她仍然感觉到同学们都不是很愿意跟自己交朋友。例如，小茜的同桌不管是去小卖部买东西还是去操场散步都会让小茜陪着，尽管有时候小茜想要留在教室看书，但她还是会陪她的同桌一起去。小茜自认为自己跟同桌关系不错，但是实际上并非如此。某一天，小茜听到同桌跟另外一个同学说觉得她很虚伪、无趣，是个书呆子，那个同学也连连附和，说其实大家都是这么想的。妈妈看到她好几天回家都闷闷不乐，逼问她究竟发生了什么，她说出了自己的烦恼。妈妈说："难怪你考试考得这么差，原来是心思没放在学习上，去学校不是让你去交朋友的，你要是成绩非常好，自然有同学来找你玩。"爸爸很反感妈妈的说法，认为妈妈不懂人情世故，所以在单位才老是被别人排挤。两人又因此话题吵了起来……

小茜非常自责，觉得就是因为自己进入初中后表现得没有小学优秀，才让爸爸妈妈又开始频繁地吵架。她开始越来越多地担心自己考试考得很差，烦躁的情绪使她学习时经常走神，结果期中考试的成绩又下降了。渐渐地，她发现自己的记忆力也下降了，有时强迫自己很认真地听讲也听不懂老师在讲什么。她觉得自己很糟糕、很没用，她开始害怕去学校，有时候会莫名其妙地在课堂上哭。这让她感到尴尬，同时她觉得周围的同学都在看她的笑话，她认为老师也会因此厌烦自己。她不知道怎么应对这些崩溃的情绪，她开始掐自己的手臂让自己保持镇定。后来她发现掐手臂这种方式已经不管用了，她又开始用圆规和小刀划自己的手臂，只有在感觉到手臂上的疼痛的时候，她才感觉自己心里的难受会暂时减轻一点点。

专家解析

小茜家的家庭关系模式是"三角化"的一种。三角化是指当两个人无法处理冲突时会拉入一个第三方来缓解矛盾。

小茜的爸爸妈妈无法处理两人之间的冲突，他们把小茜拉入到两人的冲突中。有时爸爸妈妈想要小茜帮助自己对抗另一方，另外一些时候则是想要让小茜成为两人关系的"调解员"或者自己阵营的一个"小帮手"。但小茜发现，面对爸爸妈妈的争吵，她无论帮哪一方说话都会引发另一方的不满，而她置之不理时又会被指责对爸爸或妈妈不够关心，因此小茜一直处于强烈的焦虑和内疚状态。进入初中后，成绩的下滑和人际交往的困难进一步加重了小茜的焦虑情绪，焦虑情绪严重损害了她的注意力及学习能力，导致其学习成绩下降。

在这种家庭互动中，小茜形成了压抑负面情绪的情绪应对模式。一方面，面对妈妈的高要求，小茜想要表现出自己好的一面来得到妈妈的关注和喜欢；另一方面，当小茜遇到困难求助父母时，不仅没有得到安慰和帮助，反而被责怪，并且引发了父母的争吵。为了保护自己，小茜学会了不去表达自己的感受和需要，形成了回避冲突的应对方式。这种方式也延续到她的同伴交往中，使得她在与同学交往时讨好他人、委屈自己，不表达自己的感受和意愿，同学因此觉得她不够真诚，她也无法和同学建立真实而亲密的友谊。

小茜因无法缓解内心冲突与压力，采取了自残行为，这是儿童青少年常采取的一种不恰当的缓解压力的方式。小茜没有掌握调节负面情绪的方法，这原本是她在与父母的互动中应该去学习的。长期压抑的情绪超过了她的情绪容纳度，让她感到崩溃。但她又不知道该如何去调节情绪，所以她通过自伤这种非适应性的行为来发泄情绪。

在与父母的互动中，小茜形成了"我会遇到困难是因为我不够好""我不值得别人喜欢"等自我认知观念以及对他人的消极预期，通过投射自己的观念如"我不值得别人喜欢"去解释和推测老师和同学的想法和行为，或错误解读老师或同学的想法和行为，因此，她对人际关系极度敏感，甚至将某个同学对自己的不满意泛化到所有同学和老师都不喜欢自己。

专家支招

1.**不要把孩子卷入夫妻间的冲突之中。**原本属于夫妻二人的矛盾和冲突，只需要夫妻二人来解决就好。学会在夫妻关系中向对方表达自己的感受和需要，并重视对方的感受和需要。例如，妈妈可以在看到爸爸乱扔袜子时，向爸爸表达自己在料理家务上希望得到爸爸的一些支持，爸爸也可以在妈妈借钱给舅舅时表达自己希望妈妈更重视这个三人小家庭，然后协商出双方都比较满意的做法。如果两人沟通起来特别困难，可以及时寻求专业人员的帮助。

2.**增强父母合作，形成一致的养育孩子的方式。**如果父母的养育方式不一致，孩子就会感到困惑，不知道该听谁的。例如，当小茜的爸爸妈妈为学习更重要还是处理好人际关系更重要而争吵时，小茜感到的是不知所措的无助感和自己引发了父母间冲突的自责和内疚。最终小茜并没有从父母那里学习到解决问题的方法，反而开始怀疑自己"求助父母"这样的行为是否是正确的。所以在教育孩子前，父母应该了解对方的成长经历以及随之而形成的养育观念，并在如何养育孩子的问题上达成一致。如果父母并没有来得及在事前达成一致，且已经发生了争吵，可以告诉孩子这件事情爸爸妈妈有不同的看法，争论是因为想要找到最能帮助到他（她）的方法。如果在还没争吵时已经意识到双方的分歧，则可以告诉孩子，爸爸妈妈需要先去商量一下什么样的建议对他（她）现在的情况是最合适的。

3. 先调整情绪，再解决问题。当父母产生强烈的情绪时，是难以觉察并恰当地回应孩子的需要的。所以当父母感到自己的情绪非常激动的时候，最好先处理自己的情绪，比如离开冲突的场景去冷静一下，或者做几个深呼吸让自己平静下来，然后再去思考或讨论如何解决问题。在孩子遇到困难而陷入负面的情绪中时，也应该先倾听并安抚孩子的情绪，然后再提意见或建议。如果父母发现自己在处理孩子的问题时总是特别容易产生激烈的情绪，那么这种情绪可能与父母自身被养育时的创伤体验被激活有关。这时，父母需要花一些时间去梳理自己的成长经历，从而理解自己为什么对待孩子时会产生某些情绪以及做出某种行为。

4. 对孩子有合理的期待。维果斯基提出了"最近发展区"理论，认为孩子的发展有两种水平：一种是现有水平；一种是在成人使用方法示范、列举实例、启发式提问等方法的帮助下，通过自己的思考能达到的水平。两者之间的差异是孩子的最近发展区。家长应该充分地了解和评估自己孩子的能力，给孩子制定的短期目标不应超过孩子的最近发展区。

5. 教育孩子时多关注孩子的优点和进步。如果父母能看到孩子的每一个小进步并以此来肯定和鼓励孩子，孩子就能感受到父母对自己的关心，他们对自己也会更加自信，做起事情来会更专注和投入，获得成功的概率也更大。案例故事里小茜的父母如果可以看到并肯定小茜关心家人、为他人着想、学习认真、有毅力等优点，小茜可能在人际交往和学习时就更加有自信心，并积极地发挥自己的优势，形成良性循环。

第 4 节
亲爱的，那或许不是爱情

沈世琴　　王佩瑶

案例故事

　　小琳是在老师的建议下来到咨询室的，几句寒暄过后，她便向咨询师倾诉失恋带给她的痛苦。

　　"是他自己先表白的，也是他说他会一直对我好，凭什么分了手他就像什么事都没发生一样？"

　　"你觉得不甘心，你认为这很不公平。"

　　"对啊，自从我们分手后，我每天都难过得要死，吃不下饭，睡不着觉，上课的时候满脑子想的都是我们以前的事情，他却跟同学说说笑笑，每次看到他这样我就特别生气，我感觉他好像从来没有在乎过我们的感情，从来没有在乎过我。"

　　"他不在乎你，想到这个你就失落、难过。"

　　"一直以来，我以为只有他是在乎我的，以前我一个人的时候、心情不好的时候，他都会陪着我、安慰我。但这次他突然就把我的 QQ 和微信都拉黑了。我去问他，他很冷漠地说让我不要再烦他了。我觉得我被他抛下了。"

"你害怕被他抛下，所以你更想要抓紧他。"

"是的。我去他教室门口等他好多次了，但是他故意躲着我。我看到他最近和他们班上的一个女生走得很近，我很嫉妒，我跟那个女生说我是他女朋友，警告她离他远点。"

咨询师了解到小琳是高二的学生，近段时间，另外一个班的学生向小琳的班主任反映小琳无故干扰和威胁自己班级的同学。老师得知她是因为失恋而这样做时，就劝她把注意力放在学习上，不要再去干扰其他同学。但小琳根本不听劝告，最后老师不得不让家长把她带回家调整状态。小琳的爸爸妈妈对这种情况也是束手无策，因为从初中开始，小琳就不和他们讲自己在学校发生的事情了。上了高中，小琳就开始住读，他们只知道小琳在学校成绩一般，老师偶尔会反映她上课不是很专心、跟同学关系不太好。他们一方面觉得上课走走神、跟同学发生点矛盾也不是什么大不了的事情，另一方面也觉得孩子的事情应该由另一方去管而不是自己一个人操心，所以没有理会。现在，小琳根本不愿意跟爸爸妈妈说话，无奈之下，妈妈决定带小琳来做咨询。

　　小琳和同年级的男生小磊从初三就开始谈恋爱。小琳说，是这段恋爱关系把她从孤独和暗无天日的初中生活中拯救了出来。小琳不是一个善于交朋友的学生，进入初中的前一两个月，班上的女生迅速地形成了不同的小团体，而小琳没有成为任何小团体中的一员。好在这时候班上有另一个性格内向的女生也落了单，两人就一起吃饭，课间一起聊聊天，后来成为朋友。小琳擅长唱歌，在这个朋友的鼓励下，小琳报名参加了学校的合唱团。合唱团的老师听了小琳唱歌后觉得她非常有天赋，所以非常看重小琳。初一下学期，合唱团要去参加一次重要的演出，在一次排练中，初二那个领唱的同学唱了好几遍，老师都感觉不满意，最后老师把小琳安排在了领唱的位置。小琳班级的班长也在合唱团里面，她非常想要成为领唱，但是老师似乎没有那么重视她，老师让小琳来领唱似乎引起了她对小琳的敌意。那之后不久，小琳就意识到班上的同学开始排挤她，比如分明几个人在一起说话，小琳走近后大家就突然安静了；再如小琳上课回答完问题，会听到同学们的嘘声。小琳唯一的那个朋友偷偷告诉她班长在其他同学面前说了很多关于她的坏话，并且说自己不能再和小琳一起玩了，因为她和班长住在一个宿舍，再和小琳一起玩也会被敌视。

　　学校的生活让小琳感到非常压抑，但家里却更让人窒息。爸爸妈妈从小琳四五年级就开始冷战，两人一天能说的话不超过十句，而这十句话中有六七句都是抱怨。小琳也经常会被波及，比如小琳跟妈妈说参加学校的活动要买服装，妈妈就会用生气的口气说："自己去找你爸要。"有时小琳遇到困难找爸爸，爸爸又会抱怨："钱也找我拿，事也要我管，那你妈做什么？"所以，尽管在学校过得非常痛苦，小琳也没跟爸爸妈妈提起半分。

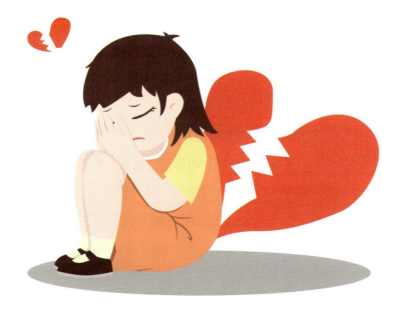

　　就在小琳以为自己的初中生活就这样在一片黑暗中度过的时候，她认识了小磊。小磊是初三转学到小琳班上的。初三的时候，体育老师把课堂的大部分时间都安排给学生自主活动。没有朋友的小琳就会自己一人回教室看书，小磊也正好回了教室，自来熟的小磊就过来找她聊天。后来两人越来越熟悉，小琳开始跟小磊聊起自己的家庭，小磊说自己的父母也经常吵架，他特别能理解小琳的感受。小琳又跟小磊谈起自己被排挤的事情，小磊说自己不会相信那些谣言，他相信小琳不是那样的人。因为这句话，小琳对小磊十分有好感，不久小磊向小琳表白，两人就进入了恋爱期。

　　高中后，两人进入了同一所学校，但没有分到同一个班级。小琳开始对这段关系患得患失。特别是看到小磊跟别的女生在一起谈话，小琳就会向小磊发脾气。小磊一再保证自己只是跟别的同学讨论一下作业的事情，心里面最重要的人只有小琳，小琳才作罢。高二上学期开始，因为选科，小磊和小琳的班级不在同一层楼了，两人见面的时间也更少了，两人便经常通过短信联系。小琳总感觉到小磊对自己忽冷忽热的，有时候小琳向小磊倾诉心事会得到他耐心的回复和温暖的鼓励，有时候小磊又四五天都不回复小琳的短信。小琳以分手作为试探，一开始小磊听到分手是挺着急的，会马上赶到小琳的教室找她解释。但没过几天，小琳又感觉小磊不怎么爱搭理自己，回复自己的信息也很敷衍。这种从分手、和好到冷淡的关系重复了好几轮。后来小琳再提分手，小磊很爽快地同意了，小琳反而慌了神，哭着去求小磊复合，小磊又同意了复合。小琳不敢再提分手的事情，反而开始讨好小磊，去小磊教室门口等他一起吃饭，去超市买奶茶托小磊班上的同学带给他，小磊生日时也用心准备了礼物。没想到，她的关心并没有换来小磊的"回心转意"。最近小磊以想要专心学习为由跟小琳提出了分手。小琳不能接受，每节课下课都跑到小磊的班级门口找小磊。小磊索性一整天都不出教室，吃午饭也找朋友帮忙带。小琳看到小磊跟他班级里的其他女生很开心地聊天，感到非常嫉妒，等那个女生出教室门，她就去威胁对方不能和小磊在一起。小磊班上的同学出来警告她不要再去干扰他们班上的同学，她就和对方激烈地争吵了起来。这样的冲突发生多次后，老师无奈地让她回家调整。

专家解析

　　小琳与小磊分手后的表现其实是依恋关系中断后极端恐惧的反应。小琳在与家人的关系中常常有一种被抛弃的体验。小琳不管是提出物质方面的需求（如要服装费）还是情感方面的需求（如遇到困难寻求帮助），得到的都是父母不耐烦的反应。小琳在与父母的关系中没有体验过爱，也不再信任父母能够在自己遇到危险和困难时保护和支持自己。所以即使是在学校受到欺凌，小琳也不愿意向父母寻求帮助。

　　尽管如此，小琳仍然渴望与人建立起情感联结。我们把孩子与重要他人（最重要的是父母）形成的情感联结称为依恋关系。形成依恋关系的需要是人的本能需要。在亲子关系中，小琳的依恋需要并没有得到满足。恰巧在这时，小磊对她的关心照顾满足了她被安慰和被保护的需要。许多亲子关系不良的孩子会像小琳一样，在比较小的年龄就进入一段恋爱关系，实际上这是为了满足他们的依恋需要。

　　在早年经历中，小琳经常有被父母忽视和抛弃的感受，这让小琳产生了非常痛苦和恐惧的体验。所以，在与小磊的关系中，小琳总是患得患失，经常担心小磊会抛弃她。当小磊没有及时回复短信时，她也会联想到这是不是小磊不喜欢自己的信号，她害怕"被抛弃"，更害怕失去掌控。她之所以会先提出分手，是因为这样她至少不会被动地承受伤害，但是她又会因为渴望亲密的依恋关系而忍不住要抓紧小磊。

当她发现小磊非常果断地想要和她断绝关系的时候，她完全无法接受小磊不爱自己了，她认为一定是有"第三者"破坏了她和小磊的关系。于是，她变得歇斯底里，行为也有些疯狂，执着地想要揪出导致俩人分手的"第三者"。小琳这些不可理喻的攻击行为的背后，其实是她对"被小磊抛弃"强烈的恐惧。

专家支招))

1. **理解共情小琳不可理喻的行为背后的情感需求。** 在冲突中，小琳表现出来的是愤怒情绪和攻击行为，但其背后深层的情绪却是"被抛弃"的恐惧，她渴望得到安慰和保护，她也体验过被小磊安慰和保护的愉悦和美好，所以，当她面临小磊这个依恋对象的丧失时，依恋关系的中断所带来的恐惧、愤怒、悲伤等本能的情绪反应，以及曾经感到被父母抛弃的恐惧体验一起被唤起，加之小琳在家庭和学校的人际关系中也没有办法得到安慰和支持，使得小琳的情绪反应过于强烈，超出了她自己的掌控能力，从而出现失控的行为。

2. 改善亲子关系，修复情感联结。父母无法满足小琳的依恋需要，爱的长期匮乏让小琳迫切地想要在恋爱关系中去获得被爱的体验。作为父母，想要帮助小琳，最重要的是改善与小琳的亲子关系，修复并加强与小琳之间的情感联结，让小琳重新在与父母的关系中获得安全感，并在小琳需要的时候提供足够的安慰和情感支持。

3. 改变父母之间的互动模式。从父母与小琳的互动中可以看到，小琳的父母对彼此有很多的不满，而这些不满其实是在表达双方对情感联结和安慰的渴望。他们都希望对方能看到自己对家庭的付出，希望对方理解自己的辛苦，希望对方能够感受到自己的感受，并且在自己需要的时候能够提供支持和安慰。同时，他们也都害怕受到伤害，他们使用回避的防御方式来保护自己，这也使得他们陷入了长期僵持的"冷战"中。"冷战"并没有解决冲突，反而让双方更加愤怒、失望和受伤，夫妻间的对抗逐步升级，形成了恶性循环。当一个人处于自我防御的状态时，是无暇再为别人提供情感支持的，更无法良好地发挥当父母的养育功能。

总的来说，促进家庭成员间的情感联结，修复伴侣关系的同时修复亲子关系，是父母帮助小琳的根本方法。

第 5 节
危机中的家庭，混乱的孩子

沈世琴　　王佩瑶

案例故事

　　小哲来到咨询室时满脸的不屑。他侧着身坐在咨询室的沙发上，眼睛看向窗外。爸爸说，老师联系他，说小哲在学校多次打同学，学校警示家长，如果这种情况再次发生，学校就会建议家长带小哲回家，让他在家自学。一开始老师反映小哲在学校打同学时，爸爸批评了小哲，让他不要用暴力的方式解决问题。后来爸爸又接到了几次老师说小哲在学校打架的消息，他非常生气，把小哲打了一顿。正当他以为这样小哲就能长记性不会再犯了时，他又接到了老师的电话，这次老师建议小哲爸爸带小哲接受心理咨询，并说如果小哲再在学校打同学，只能请家长带他回家自学了。看到小哲听到自己快没有学上仍然一副无所谓的样子，爸爸既生气又无奈，只好把小哲带到了咨询室。

小哲今年 14 岁，读初二。小哲爸爸是某单位领导，家里经济条件比较宽裕，所以小哲出生后不久，妈妈就辞职在家带小哲。在小哲心里，爸爸一直是个好男人，孝顺、努力，对待亲戚朋友慷慨大方。但因为爸爸对小哲要求非常严格，所以小哲与爸爸的关系不算亲密，不过他心里还是敬佩爸爸的，他想成为爸爸那样有能力的人。相反，他有些看不起妈妈，觉得妈妈没见识，整天只会唠叨些家长里短。妈妈经常在他面前抱怨爸爸，比如，说爸爸觉得自己挣了钱就是家里的大爷，回到家里一根手指头都不愿动；说爸爸对朋友仗义实际就是傻，把家里的东西都拿去顾外人，反而一点都不为小哲考虑，也不想想他以后读书、找工作、结婚都需要钱；说爸爸就是个妈宝男，常常拿钱给奶奶，结果奶奶就拿去补贴叔叔；等等。有时候想起妈妈，他又觉得有些心烦。因为听妈妈说在他出生的时候，妈妈也是在工作的，家里请了保姆来带他。后来妈妈发现保姆并没有好好地照顾他，而是趁家里没人，把他扔在婴儿床上，自己在客厅看电视。为了给予小哲更好的照顾，妈妈才辞了职。也正是因为这样，妈妈有时会在小哲面前说："要不是因为你，我现在说不定也干出一番事业，哪像现在这样只能在家里看你爸爸的脸色。"妈

妈说起这个的时候，小哲很委屈，因为又不是他要求妈妈放弃工作的，同时他又对妈妈有些内疚，因为妈妈是为了照顾他才常年在家，越来越与社会脱节。

尽管家里会有些矛盾，但爸爸在外工作应酬，妈妈在家操持家务，小哲觉得自己家也还算不错，大人的事情总归不用他去操心。但在那一天，小哲家原本平静的生活被打破了。

那天小哲回家，发现爷爷奶奶来家里了，他刚想打招呼，却发现爷爷面色沉重，奶奶在默默垂泪，而妈妈则是大声地哭诉着。小哲这时才得知爸爸出轨了。妈妈找来爷爷和奶奶，要求他们去管管自己的儿子。爷爷奶奶也十分无奈，告诉妈妈自己管不了这件事，便回老家去了。求助爷爷奶奶无果后，妈妈成了"祥林嫂"，反复地跟朋友、邻居说爸爸出轨这件事情。小哲并不想让外人知道自己家发生了这样的变故。他劝妈妈跟爸爸离婚，但妈妈不愿意，说这样的话岂不是便宜了他爸爸。相反，妈妈还让小哲打电话骗爸爸回家，被小哲非常愤怒地拒绝了。小哲对妈妈从同情变成了鄙视，对爸爸则是非常厌恶。

自从那件事情之后，小哲总是能看见妈妈悲伤地坐在沙发上。爸爸则是很少回家，谁也不知道他人在哪里。妈妈有时候会从她朋友那里听到风声，说在哪里看到了爸爸，她就追出去找，有时候扑了个空，有时候正好跟爸爸遇上，她也不管什么场合，直接就跟爸爸吵起来，最后又变成声泪俱下的指责和诉苦。这场家庭的风波让很多外人都知道了，小哲甚至听到同学的家长在议论自己家的事，这让小哲的心情愈发烦闷。

小哲开始不愿意回家，周末偷偷地泡在网吧或桌游室里。在那里他结识了一群跟他一样不愿意回家的朋友，他跟他们一起打游戏、抽烟、说脏话、去酒吧。妈妈劝他不要去那些危险的地方，他置若罔闻。爸爸也警告他不要去和"不三不四"的人鬼混。他愤怒地吼道："你不想想你自己干了些什么？你有什么资格说别人'不三不四'，又有什么资格管我。"

那之后，小哲更是无心学习，在学校的时候他会感觉莫名烦躁，时常感到自己有想要找谁打一架的冲动。他开始频繁地旷课、违纪。自习课上，值日班委告诉他不要讲话，他觉得对方故意找茬，冲上去和对方打了起来。班主任找他谈话，他也是一副不屑的表情，他认为老师也不过是爸爸那种"道貌岸然"的成年人，表面上关心他，实际上只是担心自己的考核受到影响而已。班级里面安排的做清洁的任务他也不去，同学来拉他，他又和同学打了起来。一直到班主任老师打电话警示爸爸小哲再这个样子只能让他回家自学时，他已经在学校打了十几次架了。

专家解析

　　出轨是典型的婚姻危机，是伴侣依恋关系破裂后长时间未得到修复的后果。上篇中我们讲到依恋是人的本能需求，依恋的需求贯穿人的一生。父母是孩子天生的依恋对象，而成年后的伴侣依恋则是亲子依恋的延续。依恋理论之父鲍尔比认为：婴幼儿通过和主要照顾者重复的互动，获得有关人际关系世界的知识，并逐渐形成内在的人际关系模型。如果这个内在的人际关系模型在成年后还未得到修正，便会在亲密关系的日常互动中以隐含的方式发挥着作用，在不经意间对伴侣关系产生重要影响。然而，当婚姻出现危机时，早年依恋模式对成年期的影响就表现得十分明显。

　　本故事中，在发现丈夫出轨后，妻子表现出的是愤怒情绪和攻击行为，但其深层的情绪更多的是害怕，害怕被伴侣抛弃、失去婚姻、失去家庭，这种恐惧情绪既包含依恋关系面临中断时的本能反应，也包含早年在不安全依恋关系中发展出来的应对策略，除此之外，跟妻子已经脱离职场、一定程度上失去社会支持也有关。然而，面临危机，丈夫的反应是藏起来不回家，这可能也是他早年在不安全依恋关系中发展出来的应对策略。如此一来，妻子的"追"和丈夫的"逃"便形成了夫妻关系在危机下的"追逃模式"，这种模式危险程度极高，会给婚姻带来毁灭性的影响，对孩子的伤害性极大——如案例故事中的小哲。

在爸爸出轨以前，小哲对爸爸是相当信任的。在他眼里，爸爸是一个有责任感的人。青春期的小哲正处于建立自我同一性的阶段，他把父亲视作自己的榜样和目标，从爸爸那里学习如何对待家人和朋友，如何成就自己的事业，也在爸爸的影响下建立自己的人生观和价值观。

爸爸的出轨让小哲对父亲的信任崩塌，也让小哲的心理产生了剧烈的震荡。小哲对自己的感受和信念都产生了怀疑——为什么在自己眼里如此关心家人和朋友的爸爸会出轨？难道自己努力要成为的就是爸爸那样表里不一的人吗？还是说成年人其实都跟爸爸一样，自己看到的只是他们虚假的一面？小哲觉得自己被爸爸欺骗和背叛了，对此他感到十分愤怒。小哲的道德感和正义感让他对爸爸的行为非常反感，因此他主动劝说妈妈与爸爸离婚，他希望用和爸爸划清界限的方式来维护自己的价值观，所以当妈妈妥协的时候，他的信念受到了极大的冲击，同时也让他对"成年人"非常失望（这也是为什么他会认为自己的班主任也是一个"道貌岸然"的人）。他是如此地受伤和愤怒，以至于他要通过反对父母所认同的一切的方式来表达自己与父母的不同立场。

这种极端愤怒的情绪是小哲自己难以消化的，但小哲无法向他人寻求帮助，因为他不愿把爸爸出轨这件事情告诉其他人。小哲把这样的愤怒一直压在心里。如果我们把情绪的产生比喻成向杯子里装水，把处理情绪的过程比喻成向外倒水给杯子留出空间的话，那么小哲现在的杯子无疑已经装满了水。所以，当外界稍微再出现一些刺激，哪怕是值日班委告诉他不要讲话，他杯子里的水都会溢出来。他的攻击行为就是这些"溢出的水"的具象化表现。

专家支招

▶ **对于家长**

  小哲的种种行为是他应对父亲出轨这样一个极具冲击性的变故时所采取的维护自己价值观和处理情绪的策略，但这种策略会对小哲的人际关系、学业、人格发展等方面产生严重影响。既然小哲的问题源于家庭，那么想要解决小哲的问题，就必须要整个家庭做出调整。

  前面我们提到了小哲父母在夫妻关系中的"追逃模式"。在这种模式中，首先，逃的一方要做的是面对问题，不要逃避。回避只会让对方更加恐惧、愤怒和失控，孩子受的伤害更大；被出轨方要做的是想办法冷静下来，恢复理性，停止对婚姻产生进一步的破坏和给孩子带来更大伤害的行为。父母的婚姻危机，对于孩子来说原本就是一个巨大的危险，每个孩子都会出现恐惧、伤心、无奈、无助，以及愤怒情绪，愤怒情绪既包含对出轨方的愤怒，也可能包含对被出轨方的愤怒。当被出轨方失控时，孩子的各种负面情绪会进一步升级，甚至失控。有些孩子的失控行为表现为自我攻击，孩子可能会表现出失眠、头痛、腹泻、胃痛、胸痛等躯体症状，最严重的自我攻击行为则是自杀。自我攻击更多的是无奈、无助的表现，自杀是孩子绝望的结果；另一些孩子则表现为向外攻击，向外的攻击可能朝向父母，也可能朝向同学，甚至老师、学校、社会。孩子的向外攻击行为可以理解为孩子的求助信号，如本案例中的小哲在学校的攻击行为是对爸爸妈妈的呼喊，呼喊爸爸站出来解决问题，呼喊妈妈停止失控的行为，也是在呼救，呼喊父母拯救自己，更要拯救家庭。

其次，夫妻双方冷静下来后，需要从这次危机中反思自己和伴侣行为背后的心理需求，并学习用恰当的、合理的方式满足自己和伴侣的需要。然后，观察自己以及伴侣在亲密关系中各自处理分歧、冲突和危险的方式，应对负面情绪的模式，以及这些模式的来源。必要时，尽早寻求专业人员的帮助，接受伴侣咨询或者家庭咨询。在实现个人心理成长的基础上，修复夫妻关系，改善家庭关系。在给小哲提供一个安全、稳定的成长环境的基础上，更好地帮助孩子调节情绪、规范行为，促进孩子更好地发展。

▶ **对于学校**

比起刚进学校时，小哲在学校的行为突然变得反常，这时老师除了及时向小哲的家长了解情况，也要积极给予小哲关怀。孩子打架行为的背后除了愤怒情绪，可能更多的是恐惧，当孩子极度恐惧的时候，会以更多的攻击行为来保护自己。所以，安抚可以帮到小哲，惩罚只会让小哲更加愤怒、恐惧甚至绝望，不管孩子是恐惧、愤怒到极限，还是绝望，都可能酿成巨大的悲剧。

第 6 节

妈妈，你的人生我背负不起

沈世琴　王佩瑶

案例故事

　　小凯是高一的学生，今年 16 岁，就读于某重点中学。在小凯 6 岁的时候，父母就离婚了，小凯一直跟着妈妈生活，从那时起，小凯就再也没见过爸爸。妈妈不想因为离婚而让小凯的童年有所缺失，所以在生活上对小凯无微不至地照顾。工作之外的时间，她几乎都用在了陪伴小凯上。朋友聚会她基本没去过，渐渐地与朋友的关系也疏远了。但她对此是自豪的，正是因为牺牲了自己的时间一直陪伴监督小凯学习，小凯才能顺利地考入重点高中。妈妈常常会对小凯说他就是自己活着的全部希望，只要小凯能够成功和快乐，她就算付出再多都是值得的。为了照顾好小凯的日常起居，直到现在妈妈都没跟小凯分房睡。初中时，妈妈和小凯睡在一张床上；高中后，妈妈在小凯的床边铺了一张简易的行军床，晚上还睡在小凯旁边。

小学时期，小凯就是那种"别人家的孩子"，成绩好，懂事，不用妈妈操心。有时甚至不用妈妈告诉他要做什么，小凯就已经做好了。他还经常关心妈妈是不是累了，在妈妈心情不好的时候安慰她。让妈妈没想到的是，从初二开始，小凯就变得难以管教了。比如：不穿妈妈为他准备好的衣服，胡乱地从衣柜里拿几件套上就出门了；早上怎么喊都不起床，快迟到了才匆匆忙忙出门；不吃妈妈准备好的早餐，非要去外面买；回到家总要在客厅看会儿电视才去写作业，导致晚上 12 点过后才能睡觉。当然，这其中最让妈妈不能忍受的是小凯经常玩手机，特别是把周末大量的时间都花在玩手机上。妈妈的要求，小凯通常都是当耳旁风。见强硬地要求行不通，妈妈就打"感情牌"："我也是为了你好，我起早摸黑，除了上班就是在家里照顾你，你以为我不想像别人家妈妈那样和朋友一起出去逛街啊？要不是因为你，我现在用得着过得这么辛苦吗？现在你稍微大一点了，就不听我的了？"每次听到妈妈这样说，小凯尽管心里万般不愿，也只好顺从妈妈的要求。后来，小凯在家里也变得越来越沉默了，但这好像让妈妈更加生气，妈妈会愤怒地朝小凯吼："你有什么不满意的倒是说啊，问你你又说没事，没事的话整天板着个脸给谁看？"这样一来，小凯更加依赖手机了，看着手机里的短视频，他就能把妈妈的声音屏蔽在脑海之外。

上了高中，妈妈对小凯的学业更加焦虑。看着小凯越来越沉迷于玩手机，妈妈非常着急。一开始妈妈想要把小凯的手机收起来，没想到小凯以不去上学相要挟，妈妈只好无奈地把手机还给小凯。后来妈妈跟小凯商量，只要小凯不带手机去学校，周末回家后他可以每天玩半天，小凯同意了。尽管这样，妈妈每次看到小凯坐在沙发上玩手机，她的种种担忧就浮上心头，忍不住唠叨："你现在上高中了啊，现在竞争这么激烈，你玩手机的时间，说不定你的同学已经做完几套题了。""你作业写完了吗？你准备什么时候写作业？白天玩手机，晚上做不完作业又熬夜赶，哪像个学习的样子？"妈妈的唠叨让小凯很心烦，但他不想跟妈妈发生冲突，妈妈唠叨的时候，他就换个房间关上房门玩。

但最近一段时间，小凯越来越难以控制自己的脾气了。妈妈唠叨的时候他可能突然就情绪失控，露出非常凶狠的目光，然后开始砸东西、踢门，甚至有时候真的和妈妈打起来。

在一次与妈妈的冲突中，小凯突然暴怒，把妈妈按在沙发上，用手掐妈妈的脖子。冲突的起因是小凯从学校回家后刚拿出手机，妈妈就说："你看看你，又在玩手机了，你这样混下去还考什么大学，我看你只能去技校。"小凯在学校实验班成绩算中等偏上，他觉得自己不会考不上大学，并且努努力考重点本科也是有可能的。让小凯非常愤怒的是，自己在妈妈眼里好像就是个非常懒惰、沉迷网络的废物。小凯不想和妈妈争吵，他憋着怒火把手机放在茶几上，准备进自己的房间。妈妈朝他吼道："你干什么？""我回房间写作业。""你现在厉害了，稍微说你两句而已，你甩什么脸色？"小凯没有回应妈妈这句话，继续往卧室走。妈妈走过去拉住小凯喊道："我问你话呢！"这时小凯一把掐住妈妈的脖子把妈妈按倒在沙发上，怒吼道："你不要再说了！"妈妈被吓到了，不再出声。过一会儿小凯才愣愣地松开手，颓然地坐在沙发上。

专家解析

　　小凯与妈妈的关系是"亲职化"的一种表现，换句话说就是孩子成了父母的照顾者。每个人都有爱与被爱以及寻求亲密、安抚的情感需求，因为这是人的本能需求。但是小凯妈妈和丈夫离婚后，她无法再从伴侣关系中去寻求这种情感满足，也没有建立起很好的社会支持。所以，她无意识地从小凯那里寻求亲密、陪伴和安慰，导致她和小凯之间出现了角色的倒置——小凯需要满足妈妈的情感需求，提供陪伴、照顾，安抚妈妈的情绪。小学时期的小凯就能非常敏锐地感受到妈妈的喜怒哀乐，并按照妈妈期待的方式去给予回应。这个过程中，小凯只能忽视和压抑自己的情感需求和负面情绪，所以小凯成了妈妈以及别人眼中的"乖孩子"。

然而，当小凯进入青春期时，他需要自主地去探索"我是谁""我喜欢什么""我擅长什么"，通过尝试各种各样的事情去增强"我能""我可以"的自我效能感。他需要在更多的事情上自己去做决定并承担责任，需要花更多的时间去与同辈群体相处，形成同辈群体间的亲密关系。但是妈妈并没有给小凯这样的空间，她仍然在各种生活细节上对小凯有着烦琐的要求。小凯的自主意识被妈妈认为是不听管教，于是妈妈通过激发小凯内疚感的方式让小凯听话、顺从。这种内疚感给小凯带来极大的心理压力，小凯觉得自己不应该让妈妈伤心，应该努力学习，满足妈妈的要求。所以大部分时候，尽管小凯不喜欢、不情愿按妈妈的要求做，但想到妈妈为自己做出的牺牲，还是会选择顺从妈妈、压抑自己。在这样的互动中，小凯无法将自己的情绪与妈妈的情绪分开，他认为自己需要为妈妈的情绪负责。所以当妈妈生气或者难过时，他会感到非常焦虑和烦躁，同时他的这些感受并没有得到很好的处理，并随着小凯的成长不断积累。

进入高中后，小凯需要应对更大的学业压力，以及妈妈的高要求带来的高焦虑，加上以往累积的未被处理的情绪，这让小凯处于一种耗竭的状态。他不想去应对外界的种种事情，选择通过玩手机来逃避现实生活中自己无法摆脱的焦虑。当妈妈因为小凯玩手机而责备小凯时，小凯既委屈又生气。他不想和妈妈发生冲突，所以他压抑自己的情绪，把注意力转移到手机上，而小凯的不理会让妈妈更加生气，母子冲突就在这样的互动中逐步升级。

让冲突进一步激化的是，妈妈不接受小凯的负面情绪，并让小凯处于"怎么做都不对"的困境中。在案例故事末尾描述的那次冲突中，妈妈想要小凯放下手机回房间写作业，但当小凯回房间写作业时，妈妈又认为小凯并不是主动想要去写作业并因此而愤怒。在这样的情境中，小凯无论去不去写作业都是错的，这让小凯感到既委屈又愤怒。最终导致他积累的负面情绪像火山爆发般倾泻而出，难以控制，表现为对妈妈的攻击行为。

专家支招

1.**让孩子回到孩子的位置。**父母和孩子各自有其在家庭中的角色和位置。在孩子未成年之前，父母与子女的角色不是那么对等，父母需要制定各种规则并且教导孩子，同时也需满足子女在物质、爱与安全感等方面的需求。作为一个成年人，在寻求帮助的时候有个原则：不要总向比自己弱小的人寻求帮助。在家庭中，未成年的子女是相对弱势的一方，父母不能总是向未成年人寻求帮助。所以，小凯的妈妈应该为自己的情绪负责，不应该把自己的负面情绪一味地归因于孩子，让孩子为妈妈的情绪负责，让孩子压抑自己的需求来照顾妈妈的需求。小凯妈妈在离异后，可以通过建立更多的社会支持，如向亲戚、朋友或者专业人士求助来获得更多情感上的支持。

2.家长要学会调节自己的情绪。心理学家埃利斯提出，让我们产生情绪困扰的并不是事件本身，而是我们对事件的解释和评价。比如，同样是回家看到孩子在玩手机，有的家长可能想的是：孩子学习一整天了，可以适当放松一下，那么他们可能会比较平和。而另一些家长想的是：爱上玩手机，成绩肯定会下降，那么他们可能会感到非常着急。虽然事实上玩手机本身并不必然导致成绩下降，但家长认为玩手机一定会影响学习，这种绝对化甚至是糟糕至极的想法常常让家长陷入强烈的负面情绪中，当家长把这种不合理的想法引发的强烈负面情绪朝孩子发泄的时候，必然会引发冲突，要么是热战，要么是冷战。所以当家长在日常生活中产生负面情绪时，可以先停下来思考一下自己对事件的认识是怎样的，其中是不是存在不合理的地方，如果存在不合理的地方，那么就去寻找合理的解释，或者尝试换个视角去理解，这样情绪常常就能得到缓解。在没有搞清楚事情的前因后果前，一定不要按自己的预设，简单粗暴地去理解孩子的行为。

3.**调整与孩子沟通的方式。**遇到问题先让孩子讲一讲发生了什么，他的感受和想法是什么，他为什么要采取现在的行动方式。让孩子感受到自己在家庭中是可以自由地表达自己的感受和想法的。当然，孩子在处理问题时肯定有做错的时候，也会有考虑不周到的地方，需要父母加以指正。父母可以尝试用下面的步骤来跟孩子合作解决问题：首先让孩子说出他的感受和想法，并接纳孩子的感受，然后说出自己的想法，紧接着跟孩子一起思考是不是还有更好的想法，最后和孩子讨论哪些建议是你们都觉得可行的以及具体应该如何去做。如果家长最终还是无法与孩子达成共识，仍然要求孩子按自己的要求去做，也要让孩子理解为什么你的要求是合理的。另外，在和孩子沟通时，要关注孩子的情绪，当孩子有情绪时，一定要先安抚孩子的情绪，再跟孩子分析原因或者讲道理。在上述案例中，妈妈与小凯发生冲突时，应留意小凯情绪的变化，这样妈妈就可以在激怒小凯到他无法控制情绪之前先退一步，就可以避免孩子因情绪失控而攻击妈妈。

4. 给予孩子独立的空间。 独立的空间一方面指物理的独立空间，譬如小凯的妈妈应该与小凯分房睡，让小凯有自己的卧室；另一方面也指让孩子从心理层面与父母分离。妈妈需要意识到随着小凯长大，自己要逐渐放手让小凯去发展自己的能力。妈妈不必再事事为小凯做决定，而应在保证大方向没有问题的前提下，让小凯自主管理自己的时间和学业任务，同时也允许小凯和妈妈有不一样的想法和行事风格。

5. 即使孩子很重要，妈妈也应该有自己的生活。 这并不是说妈妈一定要去工作，而是指妈妈要去发现或者培养，并且真正投入地去做自己感兴趣的事情，建立自己的人际圈子和社会支持系统。只有妈妈自己的人生是充实的，内心的感受是丰富的，才能更好地为孩子提供支持。当妈妈把孩子的生活作为自己人生的唯一内容，为孩子付出太多时，常常会期待从孩子那里得到更多的回报。毫无疑问，孩子会背负起沉重的压力，因为他要为两个人的人生负责。

第 7 节
我的悲伤只能留给自己

沈世琴　　王佩瑶

案例故事

　　小琪今年将满 18 岁，是一名高三的学生，在堂姐的陪同下前来咨询。她自诉从高二开始，就发现自己情绪长期低落，进入高三后情绪更加容易失控，于是独自到医院精神科检查，被诊断为重度抑郁。

　　小琪的父母是在她 10 岁那年协议离婚的。小琪的爸爸那时还是个包工头，因为承包了几处的工地，常年在外地，偶尔回家来，精力也放在喝酒应酬上。妈妈不满爸爸每次都喝得烂醉回家，两人经常吵架。后来爸爸过年回来也极少在家，不是在亲戚家借住，就是在朋友家通宵打麻将，夫妻关系越发冷淡。后来妈妈提出离婚，爸爸答应了。

　　父母没离婚前，小琪跟妈妈的关系看起来还不错。小琪想要什么，妈妈基本都会满足。妈妈爱玩，经常和朋友打麻将，这时妈妈会给小琪一些钱，让她自己去玩。让小琪记忆深刻的是，她三年级的时候，妈妈在朋友家打麻将到深夜，让小琪在朋友家睡觉。朋友有个与小琪年龄相仿的儿子和比小琪大 3 岁的女儿。三人便一起睡，姐姐睡中间，小琪和弟弟各睡一侧。半夜，趁姐姐睡着后，那个男孩从被子里钻到小琪的身边，想要摸小琪的身体。小琪既生气又害怕，她拼命挣扎但又不敢弄出太大的动静。好在她力气比男孩大，她死死地抓住男孩的双手，两人僵持了十几分钟，最后男孩才放弃了。之后的时间她都不敢睡着，一直挨到天亮。小琪把这件事情告诉了妈妈，妈妈说："你们都还小，没有关系的。"后来妈妈仍然想带小琪去那个朋友家玩，小琪哭着闹着说不去，妈妈便委托邻居照顾小琪，自己打牌去了。

父母离婚时，小琪是想跟着妈妈的，但妈妈告诉小琪自己经济条件比爸爸差得多，并且可能要去外地，劝说小琪跟着爸爸。小琪哭闹了好一阵，也没有让妈妈改变心意。妈妈很快就再婚了，继父是外地人。不久，继父工作调动回自己的家乡，妈妈也辞职跟继父一起去了外地。在那之后，妈妈再也没回来过。小琪几次提起想要去找妈妈，爸爸都非常愤怒地说："你妈不要你了，你去找她有什么用。"小琪因此非常伤心，也再没在爸爸面前提到妈妈。

离婚后，爸爸没有再承包工程，而是在建筑公司做管理工作。爸爸是个严肃的人，所以家里常常很冷清。除了学习之外，两人也找不到别的话题可聊。爸爸非常重视小琪的学习，给小琪报了很多补习班。但小琪基础很差，成绩始终没什么起色，经常被爸爸责骂，所以小琪对爸爸畏惧多于亲近。

小琪13岁那年，爸爸再婚。爸爸再婚后又变得忙碌起来，小琪主要由继母照顾。继母看上去性格比较温和，不会像爸爸那样总是用命令式的口气跟小琪说话。继母对小琪非常热情，她尽可能地满足小琪的要求，有时候小琪爸爸不答应的事情，继母在中间一劝说，爸爸就同意了。小琪因此开始喜欢继母，也愿意向继母敞开心扉。

小琪初三的时候有了喜欢的男生，她把这个小秘密告诉了继母，并跟继母约好让她不要告诉爸爸，继母爽快地答应了。结果爸爸周末回家的时候，就把她教训了一顿，告诉她她还小，应该把精力用在学习上，不要动歪心思。小琪后来发现，继母会把自己跟她说的所有的事情，以及她平常在家里的表现事无巨细地告诉爸爸。爸爸感动于继母对小琪的无微不至，放心地让继母接手对小琪的教育。当小琪不听从继母的要求时，爸爸会非常生气地批评小琪，根本不听小琪的解释。

小琪对继母的心情非常复杂：一方面，在继母陪她逛街买衣服、谈论偶像和电视剧的时候，她是十分开心的；另一方面，当她想到继母把自己告诉她的秘密说出去的时候，小琪觉得她和自己的亲生母亲一样不值得信任。她不知道继母是怎么看待她的，她担心继母只是在自己面前表现得亲切友善，但在向爸爸讲自己的事情时会夸大自己的缺点和错误。她的怀疑并非毫无根据——自从爸爸和继母结婚后，他跟小琪相处的时间更少了，爸爸更愿意从继母那里了解小琪的情况，他总觉得小琪不够懂事和不体谅继母的难处。这也使得她和爸爸的关系越来越疏远，冲突和矛盾也越来越多，想到这些，她对继母又非常厌烦和畏惧。

当她意识到与继母的冲突越多，只会让爸爸对她越生气和失望的时候，她开始表现出跟继母关系非常好的样子。她不再跟继母讲自己的事情，相反，她会用兴奋的语气跟继母讲一些学校同学的事情或在新闻上看到的事件，爸爸也非常乐于看到她跟继母关系亲密的样子。而当小琪独自一人的时候，一种莫名的疲惫感就会侵袭而来，她如同断了线的木偶一般，完全失去了活力。小琪说有时候她也搞不懂哪个才是真实的自己。

高二的时候，小琪开始长时间地失眠，高兴不起来，时常觉得没人在乎自己，活着没有意义。她怀疑自己抑郁了，跟爸爸说自己想去做检查。爸爸非常生气，说："我和你阿姨已经对你够好了，你还想怎样？把心思多放点在学习上，不要想东想西的。"到了高三，小琪失眠更加严重，长时间情绪低落，注意力、记忆力也明显下降。她自己偷偷去医院检查，检查结果显示她患上了重度抑郁。

专家解析

青少年抑郁是指青少年在身心发展过程中所体验到的一类消极情绪，从轻度的沮丧到极端的退缩、易怒甚至产生自杀意念，主要表现为青少年在一段时间内总是高兴不起来、失去兴趣、注意力和记忆力受到损害、长期失眠等。从临床观察来看，抑郁的青少年常常在不同程度上缺乏安全感。

安全感是指孩子在与重要照顾者的关系中体验到的自己值得被爱、照顾者值得信赖，并在关系中感到安心、安全的一种体验。高质量的陪伴是培养孩子安全感的关键，其中父母在场是关键因素之一。在场包括物理在场和情感在场。物理在场是指父母照顾孩子的日常生活，情感在场是指父母对孩子情感需求的满足。对孩子来说，两种在场都非常重要，只是随着孩子年龄的增长，对物理在场的需要会逐渐减少，而对情感在场的需要则一直持续。

在小琪的童年期，爸爸常年不在家，物理在场和情感在场都存在严重缺失。妈妈虽然较好地满足了小琪的物质需要，但她与小琪相处时缺乏情感在场。妈妈把更多的时间和精力放在了自己的兴趣爱好上，对小琪的感受是忽视的。爸爸的缺位、妈妈的情感忽视，加之父母的关系从冲突到疏离，这些因素累积起来，让小琪从小就缺乏安全感。

父母离异后，情况并没有得到改善。爸爸虽然多了些时间和小琪相处，但也只是做到物理在场，而情感上并没有满足小琪的需求。妈妈则是彻底与小琪断了联系，加之爸爸告诉她妈妈不要她了，这让小琪感到自己被妈妈彻底抛弃，进一步增加了她的不安全感，也损伤了她对人的信任感。

爸爸再婚后，因工作比较忙，平时与小琪见面很少，小琪生活上的照顾主要由继母负责，小琪的情况也都是由继母转述给爸爸的，所以，爸爸在陪伴与教育上再次缺位。虽然继母与小琪看起来相处得不错，但两人并没有建立起真正的情感联结，继母并不能给予小琪安全感。同时，小琪认为继母在与自己竞争爸爸的爱。所以她担心继母只是在自己面前表现得温和友善，却在背地里向爸爸打小报告，挑拨她和爸爸的关系。当她发现爸爸总维护继母、责备自己时，她感到孤立无援，并再次体会到了被抛弃的无助感。为了保护自己不再受伤，她隐藏起自己的内心感受，表现出爸爸希望看到的虚假的积极情感，这是非常消耗精力和心理能量的。所以，当小琪一个人松懈下来的时候，她感到非常疲惫。她陷入恐惧、无奈、无助中，长时间未得到帮助，最终表现为重度抑郁。

专家支招 🔊

1. 在早期养育中尽早培养孩子的安全感。安全感是儿童一生发展的基石，孩子能否在与照顾者的关系中建立起安全感，对孩子的认知、情感、意志力、社会交往能力、人格塑造、身心健康等都有十分重要的影响。影响安全感的因素有很多，而照顾者所能掌控的是通过改善家庭环境尽早培养孩子的安全感。

生命之初的头三年，是孩子大脑快速发展的三年，这三年也是帮助孩子建立安全感的关键期。然而，安全感不是一经形成便固定不变的，而是动态发展的，是可以随着环境的改变而改变的。在孩子成长的各个阶段，高质量的陪伴都是帮助孩子建立安全感的关键环境因素。

2. 离婚后仍要保持与孩子的情感联结。离婚意味着夫妻关系的终止，而非亲子关系的终止。夫妻之间的感情和关系发生了变化，并不影响父母和孩子维持良好的亲子关系。夫妻离异后最好当面告诉孩子，因为爸爸和妈妈都觉得生活在一起不合适，所以决定分开，并承诺对孩子的爱不会改变。与孩子分开居住的一方最好能够在相对固定的时间与孩子互动，保持情感联结，孩子的监护方要允许对方定期以及特殊时刻可以探视孩子。在孩子生病或者其他需要及时照顾的时刻，父母要尽量及时提供支持与保护，让孩子感到安全。如果离得确实太远，可以通过视频或电话与孩子定期或不定期交流，让孩子确信爸爸 / 妈妈始终是陪伴着他的，他总是可以在需要的时候找到爸爸 / 妈妈。

另外，与孩子生活在一起的一方，需要关注孩子因父母离婚可能引发的负面情绪，并及时帮助孩子处理负面情绪。比如在上述案例中，爸爸可以让小琪表达她对妈妈离开的失望和难过，以及对妈妈的思念，理解和接纳她的这些感受。同时千万不要在孩子面前指责妈妈，这种指责只会给孩子带来更多的心理冲突和负面情绪，最终会影响孩子的心理发展。离婚对父母来说也是一种丧失，所以父母可能也有较多的负面情绪没有办法得到及时的处理。如果离异后的父母发现自己因此而无法回应孩子的情感需求，建议及时向专业人员寻求帮助，以免给孩子带来长期、持续的伤害。

3. 让孩子在再婚家庭中建立安全感。亲生父母始终是孩子最重要的依恋对象，所以，家庭重组后的较长时间内，亲生父母一定要给予孩子足够的高质量陪伴，直到孩子重新获得安全感。对于青春期的小琪来说，她更需要的是爸爸的情感在场，所以爸爸应该多倾听小琪的感受和想法，而不是把孩子交给继母，通过继母间接了解孩子的行为，并且不分青红皂白单方面地对孩子提要求或者批评孩子。

必须要承认的是，相比于亲生父母，继父母与孩子建立安全感会更加困难。继父母要与孩子维持良好的关系，需要注意以下三个方面：一是给予更多的支持，除了生活上的基本照顾，更要关注孩子内心真实的想法和感受，多倾听、多陪伴；二是处理好与继子女之间的秘密，只要没有涉及孩子的安全问题等特殊情况，应该替孩子守住秘密；三是与继子女的冲突应该在与孩子的关系中直接解决，不要拉拢孩子的亲生父母来支持自己，避免三角关系带来更激烈、更复杂、更难以解决的冲突。

值得注意的是，在一些重组家庭中，继父或继母看起来与孩子的关系不错，但实际上孩子并没有在与继父或继母的关系中建立起安全感。这可能是继父母和孩子其中一方或双方为了维护新组建的家庭，压抑了自己的情绪和需要，展现出自己热情的一面和彼此和谐相处的表象。而亲生父母一方则可能被这种表象所迷惑，认为孩子能够从继父母那里得到安全感，从而忽略了自己对孩子的照顾和情感支持。如此一来，孩子不仅缺乏安全感，还处于被亲生父母抛弃的恐惧中，不得不费尽心思地与继父母竞争亲生父母的爱，把悲伤、愤怒、恐惧、无奈、无助的情绪藏在心底，久而久之发展为抑郁症。

第 8 节

为什么受伤的总是我？

冉江峰　蔡竺颖

案例故事

　　尤源（化名）是个有着运动员般高大身材的 17 岁男孩，他就读于某普通高中二年级，在老师们的眼中，他就是一个普通的高二学生，寡言少语的他似乎很难给老师留下什么印象。在班级里，尤源学习成绩中等，遵守课堂纪律，他和同学们保持着比较疏远的社交关系，很少主动跟同学交往，这让一些同学觉得他像个隐形人。

　　高二上学期，从来没迟到早退过的尤源开始频繁迟到，有一次竟然迟到了整整三十分钟。当尤源耷拉着脑袋走近教室的时候，老师问尤源怎么这么晚才来，尤源只感觉到大脑一片空白，他随口回应了一句不知道，引起同学们一阵哄堂大笑。尤源在自己的座位上一下子僵住了，他的脸涨得通红，老师见状立刻维持着课堂秩序，让同学们保持安静，尤源才缓缓地坐到自己

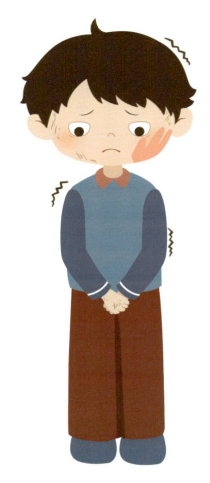

的座位上。下课后老师找到尤源去办公室谈话，关切地询问他最近频繁迟到的原因。面对老师的关心，尤源眼神闪烁，他回答的理由非常简短，他说没有什么特别的原因，就是堵车了。老师看着他有些胆怯的表情，担心伤害到他的自尊，温和地告诉他可以尝试调整作息，如果家远就早点起来，多留出一些时间，这样就可以避免因交通状况而迟到，尤源顺从地点头。

从那以后，尤源迟到的状况还是持续发生。课堂上他时常走神，偶尔被老师点名回答问题，他总是支支吾吾答不上来，作业也开始无法按时完成。老师无奈，联系家长了解情况，尤源的爸爸闻讯赶来，对着尤源劈头盖脸就是一阵训斥。面对爸爸的训斥，尤源背靠着墙壁一言不发，他垂着头，眼神呆滞地望着地板。老师见状劝家长不要动怒，爸爸才停止了训斥，给老师道歉，承诺回家一定严加管教。回家后，爸爸继续批评尤源，听着爸爸刺耳的批评声，尤源再次感到脑子一片空白，身体似乎在真空中，直到爸爸一巴掌扇在他脸上，感受到疼痛的尤源才回到现实里，此刻他眼冒金星，耳朵里嗡嗡作响，他捏紧拳头保持着冷静。妈妈听到爸爸教训儿子，出来干预，她告诉儿子，爸爸工作非常忙，让他在学校少惹事，不要给家里添麻烦。尤源双脚颤抖着，嘴唇微微张开想要说点什么，但是大脑的空白感却让他把原本想要讲的话完全遗忘，他一时找不到合适的词语为自己辩解。

晚上尤源避开爸爸去找妈妈要生活费，妈妈很好奇，爸爸不是前几天才给了尤源生活费，这么快就用完了吗？尤源告诉妈妈生活费弄丢了，迟到也是因为钱丢了没法坐地铁。妈妈听到尤源这么说很心疼，瞒着爸爸偷偷给了他生活费。一瞬间尤源眼眶泛红，他用低沉的声音告诉妈妈自己不想上学了。妈妈慌张地告诫他不要有这样的想法，如果是因为缺钱妈妈可以给，但学必须要上。看到妈妈并不想了解自己不想上学的原因，尤源内心感到绝望，妈妈不知道，尤源撒谎了，他的生活费不是丢了，而是"借给"X同学了。

事实上，身材高大的尤源内心热爱篮球，但他却没有在学校找到自己的球友，他常常有意地避开其他同学，选择一个人去附近的空地打球。一天，他在打球的时候吸引了同班几个男同学的注意，其中一个叫X的同学告诉尤源，这块地方是他们几个兄弟的，不过看尤源球打得不错，可以让他在这个地方打球，但需要交一点会员费。尤源内心是想拒绝的，但X却说只要交了会员费，以后大家都是亲兄弟，如果要做好朋友就不要那么小气。为了和同学维持好关系，尤源把钱给了X，之后X经常以各种理由找尤源借钱，尤源都没有办法拒绝。

终于在某天，尤源在厕所无意间听到三个同学在背后议论他，说他就是一个送上门来的提款机……尤源彻底愤怒了，他将拳头砸向了一面镜子，并捡起玻璃碎片紧紧攥在手里，他怒气冲冲地盯着议论他的同学，鲜血从指缝间流淌出来，吓得那三个同学跑出了厕所。尤源平静地看着自己受伤的手，就像灵魂出窍的自己看着另外一具肉身一样，他感觉到的不是痛苦，而是一种释放后的麻木感……

尤源自伤的行为引起了学校老师的重视，老师让尤源去了心理咨询室。面对咨询师，尤源一言不发，他不相信眼前这个陌生人真的能够理解自己。在咨询师的耐心引导下，尤源流着泪第一次说出了自己受伤的经历。原来，从小爸爸就经常体罚尤源，在小学期间，有一次因为跟爸爸争论家里的厨具是中国生产的还是进口的，被爸爸扇了耳光；一次家里的橱柜坏了，爸爸认为是尤源搞破坏，就用铁丝绑着他的双手用皮带抽打他；还有一次爸爸看到尤源数学作业本上有多处错题，尤源又遭到毒打，他说当时尿都被打出来了；他还记得某次挨打后，被爸爸告诫不许哭，不仅不许哭，还要让他带着笑脸去迎接亲戚……从小学开始，尤源在学校就有被欺凌的经历，回家后他告诉妈妈，希望得到妈妈的保护，但妈妈听到后并没有安慰尤源，而是告诉他为什么这么多同学没被欺负，就欺负他，肯定是他自己有问题。尤源慢慢觉得自己是一个有问题的人，他在学校做任何事情都小心翼翼，很担心得罪同学和老师，但换来的却是被同学孤立，被同学嘲笑为怪胎。渐渐地，尤源学会了跟自己的感受拉开距离，他时常感觉自己心里想的和表现出来的是不一致的，这些行为偶尔还会引来身边人的嘲讽，于是他开始回避人际方面的接触，用沉默来保护自己，他压抑着受伤的真相，因为没有人相信，说了也没有用。后来尤源多次划伤自己，多次计划自杀。老师发现后通知了父母，他们把尤源送到精神科就诊及接受综合治疗。

专家解析

尤源作为一个 17 岁且高大的青少年，为什么频频被虐待？他的自我保护能力怎么就丧失了呢？在临床心理学中，尤源目前出现的心理问题可以考虑为创伤所致。

在大众的观念中，遭受了突发事件和重大打击导致心理失衡是心理创伤。除了这类急性创伤，还有像尤源这样从小受到爸爸的暴力、妈妈的忽视，以及在校园不同阶段的霸凌所导致的创伤，这种典型的积累性创伤也称为发展性创伤。发展性创伤起源于早期人际互动的相互影响和当事者对这些经历的感知。在这里要强调一点，不是所有的心理问题都是由创伤引起的，也不是所有的创伤事件都会导致心理问题，有些创伤事件可能会刺激当事者出现具有创造性和适应性的策略和行为模式。

在精神分析理论中，有一个概念叫"强迫性重复"，这个概念从心理学的层面解释了人类早年的经验是怎样被固定下来影响着人们未来的应对策略。虽然随着时间的发展，环境变迁，但人们还会用其早年固定下来的应对策略来解决所面临的新问题。比如尤源曾经有被家暴的经历，遭遇家暴的他形成了无助、不得不忍受的应对方式，所以在小学、中学期间面对同学的霸凌，他仍然采取忍受的应对策略，甚至还发展出自我否认、自我伤害、自我毁灭的方式来处理外在及内在的矛盾和冲突。

专家支招))

► **对于尤源**

因为尤源有较严重的受到虐待的经历，其已经养成了习得性无助的方式来应对外在的刺激，有这类问题的青少年往往缺乏求助的动机，甚至有"破罐子破摔"的自我破坏倾向，故激活尤源本人改善自我困境的动机是很重要的第一步。当尤源有了自我改善的动机时，下一步就是尤源能在人际关系中体验到跟过去不同的体验，也就是说，尤源能真正看到现实中的人际关系，而不是他自己熟悉的心理模板，如"我是令人讨厌的""我接受被虐待""我要隐藏我自己"。当尤源能分清客观现实和内在想法之后，为了能巩固这些收获，他本人需要在实际的人际关系中加以运用，通过实践进一步疗愈和修复创伤带来的自我功能受损的部分，即出现更多更丰富的管理情绪的策略和方式，能用言语描述和定义自己的感受以及通过交流澄清矛盾和误解。

建议尤源接受药物和心理治疗相结合的综合治疗。药物能改善尤源的一些心身症状，对于稳定情绪也有作用。而心理治疗能改善尤源的自我功能，提升其应对内外压力的能力。

▶ 对于家长

在对待这类孩子的时候，家长因为自己在养育过程中的失误以及自身的缺陷，他们常常出现极端的处理方式，要么完全将就孩子，要么放任不管。这两种方式都不能真正地帮助孩子，求助于专业人士的帮助是很正确的选择。

如果家长能意识到自己在尤源成长教育中的不足，及时改进，能给尤源一个健康、尊重的空间，这对尤源的康复是有积极作用的。同时，有些家长受自身创伤经历的影响，在跟孩子的互动中难以保持客观和稳定，这样的家长也应该接受个体或家庭治疗。父亲需要提升管理情绪的能力，不以暴力的方式处理生活中出现的冲突和矛盾，不以伤人的方式宣泄自己的不良情绪，学会用成熟的思考、言语化的方式处理人际中的困境。母亲避免成为父亲施暴的背后推手，母亲要意识到以隐忍、忽视的方式来处理父亲对儿子的暴力，这是对暴力的放纵。母亲要充分利用家庭、街道、社会等资源保护自己和自己的孩子。

▶ **对于社会**

对待霸凌及虐打行为，我们应该采取零容忍的态度，并且根据国家相应法规依法处理这些情况。如果你身边有类似表现和经历的朋友，不要被这类人表现出的情绪不稳定或自伤行为所吓到，记住你的支持就是对遇到这类问题的朋友最好的帮助之一。这个时候并不是否定他们的情绪，要求他们稳定下来的好时机，陪伴和肯定他们的情绪是让他们稳定下来的有效策略之一。但是，肯定情绪并不是认同他们非理性的想法和判断，保持同理、客观和理性，是面对这类人的恰当策略。

第 9 节
"懂事"孩子背后的伤痛

舟江峰　蔡竺颖

案例故事

　　吴妙（化名）是一个 15 岁的初中女生，就读于某重点中学，她乖巧聪明，成绩优异，在班里担任班委，是老师的得力小助手，同时她也善解人意，积极助人，深受同班同学的信赖。另外，吴妙还有一个让人羡慕的成长环境，她的父母都是高级知识分子，每次父母出现在学校都会吸引很多欣赏的目光，大家一致觉得吴妙之所以这么优秀，除了她本人聪明伶俐外，她优越的家庭条件也造就了她。

　　初二时，吴妙在和老师、同学互动的时候脸上常常带着灿烂的笑容，但当她一个人独处的时候眼神里始终有一丝疲惫和悲伤。在课堂上吴妙偶尔会走神，但因为她平时上课发言都很积极，偶尔的不在状态，也没有引起老师和同学们的太多注意。老师更在意的是两个月后吴妙要代表学校参加的知识竞赛，期待她全力以赴，能够获得优秀的成绩。老师还特别夸赞了吴妙，说目前班级里也只有她能够肩负起这项使命了。面对老师的期望，吴妙点头应承。吴妙不仅不想辜负老师的期望，也会认真回应父母的期望。在教育方面，爸爸是很愿意为她付出的，只

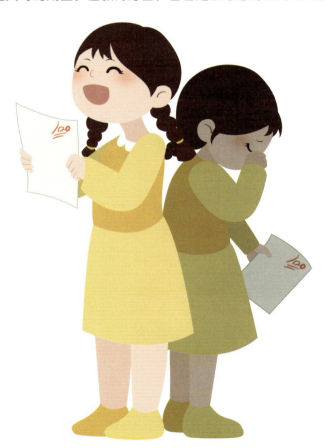

要是和学业相关的事情，爸爸都会在经济上全力支持。有了爸爸的经济支持，吴妙培养了很多兴趣爱好，在很多比赛当中都取得了优秀的成绩。每当吴妙把参赛获得的荣誉证书展示给爸爸看的时候，爸爸都会轻描淡写地说很好，期待下次可以更好，而当吴妙听到爸爸这样的回应时，心中总会泛起一丝忧伤，她暗自觉得，只有自己变得更优秀，爸爸和自己的关系才会更好，因此吴妙总是需要完成很多新目标。

除了要完成爸爸安排的任务，妈妈这边对吴妙也有较多情感上的依赖，每当妈妈有烦心事的时候，吴妙总会第一时间做妈妈的倾听者。吴妙和妈妈的关系不仅像母女，更像是朋友，甚至有时候会出现角色倒置，吴妙像妈妈般体谅妈妈。在妈妈那里，吴妙也听到很多妈妈对爸爸的抱怨，抱怨爸爸是一个酒鬼，抱怨爸爸不会照顾人，抱怨爸爸心思不在家里，如果这样下去他们的婚姻迟早都会结束，抱怨完后妈妈又会告诉吴妙家丑不可外扬。这让吴妙的内心充满了不安，但在妈妈面前，她又表现出好像一切都不会影响到她的轻松的样子，同时她努力地去安慰妈妈，心里想着如果妈妈在她这里多倾诉一点，或许就会放松一点，这样妈妈和爸爸就不会离婚了。

升入初三之后，原本乐观开朗的她在学校里逐渐变得有些沉默了，她和同学们的交流互动变少了，更多时候她会一个人去操场一边慢跑一边流泪，一些莫名的哀伤感在她内心缠绕着。一开始她还可以控制这种哀伤感，渐渐地一种无助和恐惧感在心中开始蔓延，她开始出现失眠，开始控制不住在课堂上默默流泪，每当老师走过她身旁，她立马强行管理表情，强忍悲伤让自己平静下来，她不想让更多人为自己担心。可由于长期的情绪低落无处排解，她无法像以前一样专注于学业，她感觉到自己的注意力及记忆力变差了，她的成绩下滑严重，这让老师和同学们都非常惊讶。老师关心她是不是遇到了什么困难，而她却因为要在外人面前保持自己的形象，只是理性地告诉老师，自己最近身体不太舒服，影响到了学习，她保证之后会用加倍的努力来弥补。面对这个懂事的学生，老师没有再过多追问。

某天放学回家，吴妙听到父母卧室里传来一阵争吵声，她听到妈妈在喊"救命呀"。当她跑向父母的卧室时，映入她眼帘的却是披头散发、嘴角带着鲜血的母亲和喝得醉醺醺的父亲。妈妈的呼救声彻底击溃了吴妙内心最后那道安全的防线。那天以后，吴妙从家里消失了，她也没有去学校。一周后，有同学的家长发现吴妙在一家酒吧夜场卖酒，此时的吴妙化了妆，眼神疲惫空洞，她不再是以前老师和同学眼中那个乖巧懂事的女孩，她太疲惫了，一个人背负了太多的压力。在老师和朋友的帮助下，她终于袒露了隐藏在内心的伤痛。这么久以来，她一直压抑着内心的恐惧和不安，尽力做一个懂事乖巧的孩子，但她逐渐发现，除了能拿出较好的成绩，她内心是多么地匮乏，如果没有好成绩，没有乖巧懂事来支撑自己，她几乎一无所有，她甚至怀疑大家并不是真正喜爱她，只是喜爱她懂事优秀而已，如果哪天她变得不那么可爱了，没有人会真正关心她。吴妙说她厌倦了目前的生活，她想远离家庭，远离学校，而对于未来，她没有任何期待。最终在老师和亲友的建议下，吴妙和家人一起寻求了专业心理咨询的帮助。

专家解析

看了吴妙的故事，我们很多人都难以理解为什么一个品学兼优的懂事的孩子会突然像是变了一个人，跟过去的她完全不一样了，甚至出现较严重的青少年期的情绪及行为问题。

　　吴妙是一名 15 岁的少女，这个年龄的孩子通常充满活力，对周围事物充满好奇心，对未来充满期待，拥有良好的同伴关系。遇到问题他（她）们能提出自己独立的见解，但有的时候会略显不成熟。而吴妙曾有着超出同龄人的成熟和懂事，但这个"懂事"的代价就是她的自我发展受到阻碍甚至遭到破坏。自我的独立意识屈服于周围人的认可和欣赏，这样会让自我功能受损。自我功能受损的一个突出表现就是情绪的管理能力受损，常常还会出现冲动的行为。也许，在我们的文化中，这种超出自身年龄的成熟常常被大众欣赏。但从一个人的心理发展角度来看，这种成熟或懂事，多半是因为匮乏的养育方式或有创伤的生活经历而导致的一种自我保护的防御方式。这种防御方式受到周围人的欣赏和赞扬，迎合并照顾到周围人的情绪和需要，也成为吴妙应对外在及内在压力的一种习惯。这种习惯进一步加深了吴妙人格组织发展的障碍，特别是自我组织对情绪难以进行有效的管理，故常常出现焦虑、抑郁的情绪。同样地，吴妙继续用她自己熟悉的应对策略——采取回避或是诸如自伤、离家等冲动且具有破坏性的行动化方式——来处理外在的冲突和矛盾，结果导致自己出现心理问题。

　　吴妙情绪管理出现障碍及行为问题的发生是多种因素共同作用的结果：一是经常醉酒和高要求的爸爸；二是面对家庭冲突常常抱怨并寻求她安慰的妈妈；三是学校老师对她的期待；四是她不得不面对爸爸对妈妈的家暴……吴妙体验到的是不能有自己的界限，不能有自己的情绪，不能失败，同时体验到自己的无助……吴妙的自我在这些互动中变得敏感而脆弱，自我健康的功能受损，最终吴妙出现抑郁、焦虑、弃学、离家出走等情绪行为问题。

专家支招 💡))

> ### ▶ 对于吴妙

　　针对吴妙的情绪行为问题，建议其接受个体心理治疗。通过心理治疗，吴妙的自我功能可以得到发展，能以更多的应对策略解决她内心的痛苦，以及环境带给她的心理冲击。

　　针对她难以控制的情绪问题，如果其情绪问题严重到影响她的社会功能，应考虑到医院就诊，并在医生的指导下使用改善情绪的药物，比如抗焦虑、抗抑郁药物，以协助她改善情绪问题。

▶ **对于家长**

在家庭治疗理论中，家庭中有人出现心理问题是因为这个家庭出了问题，所以这个家庭可以考虑接受家庭治疗。父亲能戒酒，母亲停止抱怨，父亲和母亲都能恢复父母的功能，家庭处理冲突的方式变得成熟和理性，让吴妙体验到作为青春期的孩子所应拥有的依赖和其他成熟丰富的体验，而不是只能有成熟、责任和担当。

▶ **对于社会**

面对青春期的少男少女们，大众需要认识到这一时期的青少年面临着很多重大的挑战，诸如身体上的成熟、智力上的飞速发展、人格和性身份的认同等，所以这一时期是一个巨变期，也是动荡期，这就要求我们能给这一时期的青少年一个宽松包容的环境，这样不至于抹杀了他们的天性，同时也不会让他们迷失了前进的方向。

第 10 节
被遗忘的小孩

任正伽　　马子杰

案例故事

　　小飞今年 16 岁，是家中独子，就读于某重点中学高中二年级重点班。周围的亲戚朋友都认为他是一个标准的"学霸"，甚至还有人会向小飞的父母寻求育儿建议，希望自己的孩子能够像小飞一样优秀。

　　小飞父母平日里在外地忙生意。为了竭尽所能地给小飞提供最佳的物质条件和学习条件，他们只能将小飞从小托付给他的爷爷奶奶照顾。小飞一直都很懂事，自己把生活和学习安排得井井有条，这让父母很省心，他们对小飞各方面都感到很满意。

　　小飞高一在重点高中的普通班就读，不仅在班上稳居第一名，而且与同学的关系也很融洽。然而这一切在他高二被分到重点班后发生了翻天覆地的变化。高二分班时，尽管小飞自己很想在普通班学习，但是在父母的要求下，小飞还是进入了学校的重点班。重点班的学习任务很重，高二的知识难度也大了不少，这让小飞感到很不适应。因此在重点班的第一次摸底考试中，小飞的成绩非常不理想，甚至在班级垫底。小飞的父母得知成绩后，不仅没有安慰小飞，还对其进行了严厉的批评。他们甚至怀疑他是不是在班里谈恋爱了，还为此专门打电话询问了班主任老师。

考试的失利让小飞非常意外，他觉得无法接受，甚至还感到羞愧难当。既往虽然是在普通班，但每次考试都是第一名，在所有人看来还是一个"学霸"呀！让小飞非常不解的是，明明自己已经很努力了，但却没有应有的收获。没有了优秀的成绩，曾经以他为荣的父母也对他恶语相向，这让小飞更加伤心。小飞很想找个人聊聊，却发现新班级的同学们都忙着学习，分班前的好友也已经有了自己新的圈子，爷爷奶奶的岁数大了，他也不愿意让他们担心。他觉得自己真的很孤独。无处倾诉的小飞慢慢和以前的同学失去了联系，父母的不理解和巨大的竞争压力，让小飞觉得非常无力。

慢慢地，小飞发现自己好像没有办法在课堂上集中精神，记忆力也在下降，自己的脑子就像是生锈了一般。他时常情绪低落，缺乏动力，夜间的时候会控制不住地难过，一躺下就会想起父母批评他的场景。他还经常梦到自己没有考上大学，有时候一个晚上也没有办法入睡，内心十分苦闷。

一次数学课上，小飞因为走神被老师叫到办公室批评。从老师办公室出来后，小飞的情绪爆发了。他拿起一把圆规冲到厕所里面一次又一次地划向自己的手臂，以此来发泄内心积压已久的委屈。这次的举动仿佛打开了潘多拉魔盒，只要一不顺心，小飞就会拿出圆规在自己的手臂上添加新的伤痕。他觉得这样做会让自己的内心好受很多，甚至在自残的时候还会觉得自己又活过来了。

到了夏天，大家都换上了短袖，小飞却因为手臂上的伤痕还穿着长袖校服。有一天，小飞上课时睡着了，路过他身边的班主任老师意外发现了他胳膊上一道道深深浅浅的伤痕，老师被吓坏了。班主任老师不知道小飞这是怎么了，只得通知小飞的爷爷奶奶带他回去休息几天。小飞的父母得知消息后也被吓坏了，一直忙着做生意的他们，全然不了解小飞的近况。后来经人介绍，他们带小飞去了当地医院的心理科就诊。在医生的治疗之下，小飞的情绪和睡眠问题有所缓解，但有时还是会有伤害自己的冲动，并且仍抗拒回到学校上学。

专家解析

小飞的自残行为，让家长和老师都非常意外、震惊和痛心，但自残行为却是临床上儿童青少年在遇到困境或无法表达自己情绪时采取的应对情绪的一种常见行为方式。我们常常可以从以下几个方面来理解儿童青少年的自残行为。

1. 自残是一种对压力的负性应对方式

自残是指个体通过各种方式故意、直接地对自己身体采取的非致死性的伤害行为，自残反复出现是蓄意自伤的核心特征之一。从小飞的案例中我们不难看到，小飞正面对着来自学业的压力、环境的变化（从过去熟悉的班级进入新的班级）、人际关系的困境、家人的期望等多方面的压力，这些压力像几座大山一样，压得小飞喘不过气来。小飞在面对各种压力的时候，采取的不是主动寻求帮助，而是通过自残的方式去发泄这些压力带来的负面情绪。既往的研究发现，许多儿童青少年在面对内在的负面情绪时，都缺乏有效的应对手段，自残有时候是他们发泄自己负面情绪的一种主要方式。

2. 自残反映了情绪状态或者疾病状态

案例故事中的小飞整日愁眉苦脸，忧心忡忡，同时易烦躁，对日常活动丧失兴趣，丧失愉快感，学习能力下降，还有自残行为等，这些都高度提示小飞目前可能处在明显的抑郁状态下。当自残行为发生的时候，需要评估其情绪，警惕其是否罹患情绪障碍等疾病。

3. 自残表达了情绪的痛苦

青少年努力地追求自由和独立，又对认可和爱有着很大的需求。小飞一方面想要按照自己的愿望生活和学习（在普通班），另一方面又不得不听父母的话（去重点班），以此让父母高兴、自豪和认可。新的环境、学业的压力、内心的困苦以及害怕让父母失望，这些都让小飞感到特别无助和痛苦。小飞所表达的不单单是自残后身体上的痛苦，更多的是他情感上正在经历着的痛苦，自残是一种对内心痛苦的表达。

4. 自残表达了一种渴望和呼喊

故事中的小飞在进入新班级之后一直无法适应新班级的学习情况，巨大的压力加上长时间的压抑和社会心理支持的缺乏，导致其出现了明显的情绪困扰。小飞无法排解的身心压力，最终使得他产生了明显的自残行为，这些可见的伤害在间接地告知周围的人他遇到了困难，需要帮助，需要关爱、理解和支持。

专家支招

1. **识别自残行为。** 在日常的教育教学工作中，应正确看待情绪问题，教会学生理解出现情绪问题是非常正常的，而且寻求帮助也是非常正常的，鼓励学生寻求帮助。引导学生在发现身边的朋友或同学有自残的行为时，给予对方情感上的支持和陪伴，另外，在确保自身安全的情况下，也可以尝试获得对方保证生命安全的承诺，同时，要及时告知老师并寻求帮助，避免出现意外。学校也应定期组织心理教师对学生进行心理健康知识的宣讲，对于心理状态有危险预警的学生应当主动进行帮助，而对于出现严重情绪困扰的同学，学校心理健康中心应当评估其是否需要转介和寻求医学帮助。

2. 明确是否存在情绪障碍。如果和小飞目前的症状一样，已经达到抑郁障碍的诊断标准，首先需要在精神心理专科医院就诊，明确是否存在情绪障碍，并且根据症状的严重程度进行有针对性的药物治疗、心理治疗、家庭治疗等正规治疗。

3. 了解自残的原因。家长、老师及学校需要了解青少年在何时及何种情况下会出现自残行为。许多时候，父母的无端指责，反而会成为小飞自残的诱发因素。如果了解了自残的诱发因素，就需要和小飞一起努力，减少或消除诱发因素，进而实现对自残行为的干预。

4. 提供有效的应对策略。许多时候，其他自残的青少年就像文中的小飞一样，不知道怎样应对自己内心的负面感受，他们学会用自残来发泄内心的负面情绪。家长和学校需要帮助青少年首先学会识别自己的情绪，意识到自己目前的情绪状态（高兴、难过、悲哀、焦虑等）；其次是学会说出自己的情绪，鼓励他们说出自己内心的感受、想法以及不良的经历；再者是教会他们一些有效的负面情绪应对技能，如放松训练、体育锻炼、他人支持、专业的帮助等。

5. 做反思型的家长。家长如果发现自己的孩子存在自残行为，首先要保持冷静，帮助孩子处理伤口，并积极陪伴孩子。在陪伴过程中，家长可以非批评性地和孩子进行交流，同时反思自己在养育过程中是否存在忽视孩子、对孩子要求过高、期望过大等情况。从本案例中不难发现，小飞从小被留守，父母只是关心小飞的学习而非他的情绪和生活。因此，第一，父母不应该一开始就从孩子身上找原因，有时候需要进行自我反思，并从自身开始调整。第二，寻求精神心理科医师的帮助，进行对症治疗。在症状缓解的情况下，还可以进行心理治疗或通过家庭治疗恢复正常的家庭功能。第三，需要倾听孩子内心的想法和意愿，并且尊重孩子内心的真实想法，鼓励和支持孩子表达内心的真实

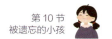

想法和感受。第四，接受孩子原本的样子。父母需要理解

孩子是一个独立的个体，应接受他本来的样子。教育的目

的是帮助孩子成长为一个身心健康的人，而非一个会考试

的学习机器。

第 11 节
我的父母"很爱"我

任正伽　马子杰

案例故事

　　小敏今年 14 岁,是某中学的初三学生。小敏有一个双胞胎妹妹。小敏从小活泼好动,尽管学习成绩没有妹妹那么优秀,但也算中等偏上,是老师、朋友眼里的开心果。

　　初二下学期的一天,小敏的妈妈在打扫卫生的过程中无意间发现了小敏书包里有男生写给她的情书,母女俩为此大吵了一架。之后小敏的母亲便开始天天接送她上下学,小敏的同学也因此在背后嘲笑她被母亲监管了。自此,小敏的成绩一落千丈,脾气也变得很"怪异",她隔三岔五便跟父母吵架,课堂上有时还公然和老师顶嘴。在与同学交往的过程中,她也变得过分敏感,一不顺心就与同学起冲突。身边的人对此都感到很头疼。

　　升入初三后,小敏的成绩依然十分不理想。她的父母觉得这样下去不是办法，不顾小敏的反对就给她联系了补习老师，通知她周末就去辅导班上课。母亲还说她应该跟妹妹好好学学，不要总是让父母操心。这下就像是点燃了火药桶，小敏直接暴

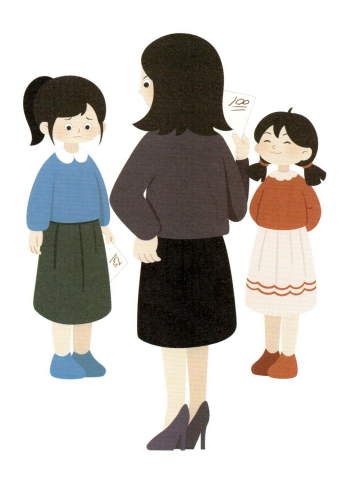

跳如雷，对着父母和妹妹破口大骂，还把手机狠狠地摔到了地上。父亲见状非常生气，冲上去就给了她一个耳光。父亲这一记耳光让小敏更加暴怒，她冲进卧室将门反锁。父母在门外只听到小敏摔砸家具"砰砰"的声音，他们对小敏的行为感到震惊，却没办法阻止，他们也不知道自己究竟说错了什么，引得女儿发这么大的火。

之后的日子里，小敏的妈妈请了年假，专门陪着小敏学习。甚至小敏补习的时候，她也在外面找个地方等她放学，生怕她会乱跑。小敏感觉自己完全没有了自由。父母、老师平日里还有意无意地拿她跟妹妹作比较，这让她在生气之余，疏远了自己的妹妹。在一次体育课上，有几个女孩子说说笑笑地从她身边走过，小敏觉得她们是在嘲笑自己，于是冲上去跟人家大吵一架，甚至还动手打了同学。小敏的班主任实在没有办法，就勒令她回家反省一周。

在这一周里，小敏家里爆发了无数次大大小小的争吵。父母和妹妹稍微说几句话，小敏就会变得十分暴躁。在休学期间，小敏的额头上长了一些青春痘，她为此很烦躁，还直接用杯子把家里的梳妆镜给砸碎了。因为小敏经常在家里发脾气，父母担心影响到妹妹的学习，就让妹妹暂住到了姨妈的家里。妹妹的离开，对小敏来说更是火上浇油。小敏的父母在走投无路的情况下，不得已向小敏最喜欢的舅舅寻求帮助。

在舅舅的循循善诱下，小敏终于说出了自己内心的想法。原来小敏的父母和老师平时总是会拿她跟妹妹作比较，这让她觉得自己像"劣质产品"一样被人评价，非常憋屈。后来她一听到将自己与妹妹作比较的话就会觉得十分烦躁，并且控制不住地想发脾气。他们经常这样有意无意地比较，让小敏越发痛恨学习，以此凸显自己跟妹妹的不同。此外，小敏还觉得父母很专断，总是擅自替她做决定。有时父母不但不听她解释，还动手打她。情书的事情她已经解释了很多次，自己已经跟对方结束了恋爱关系，可是母亲怎么也不相信，仍旧每天像看守犯人一样接送她上下学，这让她觉得自己在同学面前丢尽了脸。再加上父母没经过她同意，就通知她去上补习班，甚至在打了她之后直接拆掉了她卧室的门。这些事情积攒在一起，导致她一看到父母就觉得很烦，觉得他们在打着为她好的旗号控制她，所以控制不住地就想发火。小敏还表示不会回去上学了，她认为自己这次已经完全沦为了别人的笑柄。

小敏的父母在得知她的想法后，向小敏道了歉。可是她还是不愿意回学校上课。小敏的父母不得已，就给她办理了休学。她的父母表示在中考这种关键时刻，他们内心感到很着急，可是真的不知道应该怎么办才好。

专家解析

小敏从一个原本活泼、开朗、可爱的小女孩，逐渐变得动不动发脾气、摔东西、与父母对着干，甚至做出一系列不可理喻的攻击行为，让家人和老师无法接受。那么，心理学上如何理解攻击行为？

攻击行为是一种有意违背社会规范的伤害行为，这种伤害行为可以是造成伤害的行动或言语，也可以是未实施的但是存在伤害意愿的行为。攻击行为是个体、家庭、学校层面各种因素作用下的结果。青少年所处的家庭和学校的环境氛围对青少年的攻击行为有直接的影响。父母消极的教养方式，比如强迫、监视、固执己见等，会引发青少年的反感和敌意，进而强化他们的攻击行为。攻击行为对青少年的身心健康水平、学业成绩、人格的发展和社会适应能力等都有显著的影响。攻击行为背后常见的原因有：

1. 攻击行为是一种行为学习的结果

文中的小敏在成长经历中常常被父母逼迫去做一些违背自己意愿的事情。小敏的父母以比较粗暴的方式如强迫、监视等养育小敏，这些养育方式在潜移默化中塑造着小敏的性格，小敏以反强迫、反监视行为对抗父母，其实同样是强迫父母就范的行为。从案例故事中不难看到，小敏从父母那里学会的人与人之间的互动行为就是强迫与控制，她的人际关系中充满了攻击。案例故事中的小敏父母没经过她同意，就通知她去上补习班，甚至在打了她之后直接拆掉了她卧室的门，小敏在潜移默化中学会了以父母这种攻击性的方式和人进行沟通，这种攻击行为能使他人畏惧或屈从，从而让她得到"好处"。攻击行为也会在得到"好处"之后进一步强化，甚至拓展到其他地方。

2. 攻击行为表达的是一种反抗

青春期是心理发展过程中的第二反抗期，青少年从行为表现到人格的独立都会呈现出反抗的趋势，以获得身心的独立自由。一旦青少年的自主权、情感需求没有被尊重，个体就会反抗，进而出现攻击行为。案例故事中小敏的隐私、尊严等都没有得到基本的尊重，小敏的愤怒表达的是对父母粗暴养育方式的反抗和抗议。

3. 攻击行为表达的是一种需要

让案例故事中的小敏感觉非常痛苦的是，父母更加喜欢妹妹且老是拿妹妹和自己作比较，自己成绩不是很好，在学校里老师也不喜欢她，她好像没有办法从任何地方获得爱，就连早恋似乎都是不允许的。她也像所有的孩子一样特别渴望得到肯定、鼓励和爱。她很早就开始尝试早恋，或许反映了她没有办法获得家人的理解和关爱，只有向外求取（早恋），而这是她获取爱的唯一的方式。不幸的是，这样的方式也被父母严厉禁止。小敏异常的愤怒，或许表达的是她的渴望，渴望爱和接纳，就像她妹妹所获得的一样。小敏有多么愤怒，或许就表示着她有多么渴望得到爱。

专家支招 🔔

1. 做尊重孩子的成长型家长。第一，家长首先需要尊重孩子，尊重孩子的人格和隐私，避免像小敏的父母那样监视和强迫孩子，要尝试发现并满足孩子独立的身心需要。要做到尊重孩子，父母需要不断自我成长和学习。第二，接纳孩子的"问题行为"。像小敏那样处于青春期有攻击行为的孩子，很容易让父母产生厌恶感，父母经常会说"早知道还不如不生你"这样的话，这种方式会加剧孩子内心的创伤，进而使他们表现出更加偏激的想法和行为。家长在面对孩子的攻击行为时，要努力尝试用积极的态度去帮助孩子，让他们感受到来自家庭最牢固的支持，不管孩子怎么折腾，父母都是爱孩子的。第三，父母需要有稳定的情绪。父母的情绪就像船的锚一样，可以锚定孩子的情绪，如果父母的情绪不好，通常也会影响孩子的情绪。父母首先要保证自己的心理健康，进而正向影响孩子的心理健康水平，必要时父母也需要寻求专业的心理卫生服务。第四，家长需要不断成长和学习。在面对此类孩子的时候，家长应该从不同阶段儿童和青少年的心理特点以及孩子自身的性格出发，对孩子进行有针对性的帮助和教育，而不是一味强迫和监视孩子。孩子在成长，父母的养育方式也需要"成长"。

2. 提供支持性的校园环境。 学校不仅仅要关注学生的学习成绩，也要注重青少年的心理健康问题。学校可以经常开展讲座，引导青少年塑造正确的三观和健全的人格。学校要帮助学生学习管理和控制自己的情绪，并看到自己的行为可能带来的不良后果。

同学们在保护好自身安全的情况下，应该对有攻击行为的同学给予情感支持和理解。可以邀请他们参与到班级活动中来，让他们感受到自己被班级所接纳。也要制止班内同学对他们进行言语、行为等方面的欺负，保护他们的自尊，避免对他们造成进一步的伤害。另外，平时也要多注意这些同学的情况，如果有发生意外的可能性，应当寻求老师和学校的帮助。

第 12 节
躯体虐待：黄荆棍下出好人？

王敏建　　王　萌

案例故事

　　"哎，老张，最近猪肉又涨价了，你生意这么好，怎么这几天见你老是耷拉着脸？""唉，老许，我们家里那个熊孩子又在学校打架被老师警告了，初一这才上了几个月，我就已经接到了班主任的好几个警示电话了。我每天起早贪黑养家糊口，他一天天不学无术，净惹事。"

　　让老张生气和发愁的正是自己才上初一的儿子小树，今天已经是他本学期第 3 次接到班主任打来的电话。这一次是因为儿子在学校排队打饭时与同学王小浩起了争执，结果他很生气先动手推了对方一把，之后两人扭打在一起，小树将对方的眼镜都打坏了，幸好班主任冯老师及时赶到，这场"战火"才得以平息。冯老师了解了事情的来龙去脉，小树也认识到自己先动手的行为确实不恰当，认为自己没有很好地控制住自己。冷静之后小树向王小浩道歉，并主动提出赔偿眼镜的事情。

老张和妻子目前以卖猪肉为生，生意在整个菜市场做得小有规模，顾客大多数都是信任的熟客，夫妻二人每天从早上6点忙活到晚上8点。二人文化程度不高，指望着儿子学习好，3年后能考进重点高中，以后读个重点大学出来，像隔壁豆腐摊的吴姐家儿子一样有出息，毕业后能进类似华为这样的大企业。没想到才刚上初中，儿子就令老张夫妇这么头疼。

小树从小就比别的小孩好动，上幼儿园的时候老师说他坐不住，有时候满教室跑；上小学以后勉强能坐住了，但在座位上身体经常扭来扭去，双手不是在撕橡皮擦就是在折课本，回答老师问题经常不举手就脱口而出，在家做家务、写作业磨磨蹭蹭，学习成绩跟坐过山车一样，时上时下。老张想着"我自己小时候也这样调皮没规矩，因此没少挨父母的打""我家这个儿子就是个熊孩子，哎，男孩嘛肯定调皮，大了就好"。小树在小学阶段经常因为不写作业、顶撞父母、把家里搞得乱七八糟等一些事情挨老张的打。进入初中后，小树不像以前话多和"热情"了，回到家也都是关着卧室门在自己房间打游戏，作业也完成得马马虎虎。小树的朋友不算多，一般新交的朋友都维持不了太久。他喜欢打篮球，但经常在打球过程中与同学发生摩擦，甚至有过两次大打出手，最后闹得不欢而散。

班主任看出了刚上初一不久的小树不是很开心，最近一直闷闷不乐，他的第二次月考成绩较第一次明显下降，平时也就稍加留意他的表现。慢慢地，班主任发现小树性格方面易冲动，上课时听讲不认真，喜欢东张西望或者搞自己的事情，课桌上也摆放得乱七八糟，交上来的作业经常会犯一些粗心大意的毛病⋯⋯

有一天放学时突然下起了中雨，班主任看到未带伞的小树一个人在学校门口等雨停，就走过去询问了几句。小树说："我父母忙，没空来送伞，就只能等雨停了后自己走回家。"班主任想把自己的伞借给他，让他先回去，小树拒绝了老师的好意。老师就站着陪他一起等雨停，说是无心却也"有预谋"地问到了他最近是不是有什么心事，为什么看起来闷闷不乐。小树那一刻觉得自己从来没有被这么耐心和温柔地对待过，内心有些许感动，想着班主任也很少严厉苛责自己，于是决定向班主任敞开心扉，说道："我读小学时，也很想集中注意力，也很想控制住自己不要动来动去，但就是很难做到，被父母说成是'做事三分钟热度、不听话、熊孩子'，想解释也被说成'狡辩'。

父母每天忙于生意，我在学习上不会的问题他们根本帮不到我，当我有时考试考差了，他们就会认为我'态度不端正，粗心大意，手机玩多了'。我在学校跟同学闹了矛盾，他们也只会说'人家为什么不和别人吵架/打架，就只和你吵/打'之类的话。"说到这里，小树低头盯着自己的鞋子，他压低了声音，沉默了一会儿。接着，他抬起头继续说："最让我委屈和气愤的是父母不分青红皂白就打我，他们很少理解和关心我，一天到晚只会盯着我哪里没做好，是不是他们期待中的懂事小孩。以前我是打不过他们，可是现在我比我爸个子都高，我相信我总有一天能打得过他的。我跟同学打架，打赢了就觉得很解气、很爽。"此时，老师注意到小树脸上的表情很复杂，有些许愤怒，也有些许得意。紧接着，他又耷拉着脑袋说："反正我在学习这件事情上一塌糊涂，我没有兴趣也没有信心。我甚至对自己也没信心，我不知道自己以后能干什么，估计养活自己都困难，只有在打架这件事上还能找到点存在感。"

老师听完了小树对自己的心路历程和从小被父母如何对待的讲述，心情很复杂，他身上的有些行为虽然让人讨厌，但变成今天这样也让人同情，看来他变成今天这样是有迹可循的。

此时，所有的指责与安慰在一个身心伤痕累累的青少年面前，都显得无比苍白，只能道一句"你确实经历了很多创伤，我们一起想办法来面对"。此时，雨刚好停了，俩人怀揣着各自的心酸与无力，独自回家去。没走几步远，雨过天晴，天边出现了一道彩虹。

一次家长会后，班主任与小树的爸爸妈妈进行了一场单独交流，告知家长他在学习方面的表现、人际交往情况和情绪的变化，建议父亲以后不要再打孩子。父亲听了以后不以为然，说："他从小就皮，我们对他是越来越没办法了，他现在比以前更不听话，学习成绩都退步了。我看到他气都不打一处来，忍不住就要打几下。再说了，我从小还不是被我父母打到大的，现在不也好好的，我们哪个从小没挨过打，长大后也不会责怪父母，现在的孩子脆弱得很。"

班主任至此算是明白了，小树的父母信奉的教育理念是"黄荆棍下出好人""不打不成材"。小树的父母给得了他丰衣足食的生活，却给不了他有效的陪伴和鼓励，他们借助"皮"与"肉"进行交流，不料却滋生出越来越多的疏离与冷漠。班主任大学时学过一些儿童心理学知识，认为小树目前已经存在了一些情绪问题，并且这些情绪问题与父母不当的教养方式有很大的关系。不久前她在一次中小学生心理健康教育进修班上听了一场关于神经发育障碍疾病的科普讲座，觉得小树曾经的"注意力不集中、多动、冲动"问题似乎比较符合"多动症"的症状，回去查阅了相关资料后，班主任建议小树的父母带小树去医院评估一下他有没有注意力和情绪方面的问题。小树的父母听取了老师的建议，带他去看了儿童青少年精神科门诊。医生经过严格的检查和评估，最终确诊了小树是"多动症"共患"抑郁状态"，目前小树已经接受药物治疗和心理行为治疗。

至于小树以后何去何从，班主任始终相信科学地认识疾病就是改变的第一步，继而需要反思家庭教育，停止躯体虐待，让"黄荆棍下出好人"这个根深蒂固的封建糟粕思想在医疗、学校、家庭、社会等各个方面的不懈努力下分崩离析。

专家解析

这个故事所呈现的是"青少年学业成就低、厌学、人际关系差、行为冲动不计后果"等问题。那么，为什么会出现这些问题？我们结合小树本人、小树父母和老师等人的不同视角来综合分析。首先，小树自幼就有集中注意力困难、坐不住、小动作多、丢三落四等问题，这对他的学习成绩、同伴关系、亲子关系都造成了很大的影响，我们需要警惕小树有没有"多动症"。多动症在医学上是一种疾病，而且是一种几十年前就明确了的常见儿童精神行为障碍，医学上称之为"注意缺陷多动障碍（ADHD）"，属于神经发育障碍。2021 年 5 月的《儿童心理学与精神病学》杂志上发表的流行病学调查结果显示，中国儿童青少年的精神障碍总患病率为 17.5%，其中注意缺陷多动障碍占 6.4%，也就是说，每 50 个孩子里可能就有 3 个有多动症，这个比例是相当高的。小树从幼儿园开始就表现出了 ADHD 的核心症状，因为大众对该疾病的认识不足，诊疗技术也相对有限，小树的病症一直没有被识别出来，父母误以为"大了就好，打了就好"，导致他父母这么多年一直在使用错误的教育方式，所以初中时他已经表现出了情绪障碍——抑郁状态。我们希望，对于有神经发育障碍的儿童，一定要做到尽早识别。越早向父母科普和对这类孩子进行医学干预，预后相对来说越好。

ADHD 从病因上来说主要源于先天的大脑功能异常，但是也与后天环境和家庭教养环境密切相关。小树不是不听话，而是大脑这个总司令部的控制系统暂时失控着，导致他没办法像其他孩子一样管理好自己。小树经常面对的不仅仅是自身疾病，还有来自父母的躯体虐待。都说"家是心灵的港湾"，他在这里感受到的却是彻底的孤立无援，所以，他缺乏正向的引导和教育，缺乏理解与鼓励。青少年的暴力行为往往与他们自幼受到过的体罚密切相关，这导致他们遇到矛盾与冲突时也只会用语言或行为暴力解决，他们的自尊和自信程度也越来越低。

专家支招

▶ 对于孩子

主人公小树并非因诊断为 ADHD 就让其一切行为特别是打架行为有了合理化的解释，他还需认识到自己的很多行为受到自身控制能力差和父母不良教育方式的影响。目前除了积极配合治疗，小树还应建立健全人格，培养理性解决冲突的方式，增进友善的人际关系，提升自尊自信。

► **对于家长**

家长一定要认识到体罚等同于躯体虐待，2020 年新修订的《未成年人保护法》第二章里明文规定父母不得对未成年人实施家庭暴力，并且要"关注未成年人的生理、心理状况和情感需求"。许多人或许认为未成年人的问题是家事，比如父母打骂孩子很正常，别人看到了也不会说什么。发源于西方现代社会的"现代儿童观"认为，儿童是国家和社会最重要的财富，父母要管，国家也要管。儿童应该与成人一样，享受基本的人权和尊严，但同时，儿童在身体、心理等方面更脆弱，因此社会必须确立两个观念，一是"儿童最大利益原则"；二是"国家亲权"——在儿童、家庭和国家三者的关系上，儿童的成长和健康与国家命运密切相关，国家和父母一样，都对儿童负有责任。甚至有一些国家认为，虐待儿童并非单纯的民事侵权行为，而是与吸毒类似的严重的社会危害因素。

父母不知不觉沿袭了他们父辈"黄荆棍下出好人"的不正确育儿理念，又潜移默化地传递给自己的下一代，甚至"打孩子"的做法在一些地方盛行。每次的伤害就像是烙印一样，印在了一个个孩子的身体上和人格里，没有人意识到有问题，没有人主动阻断它的传播。我们呼吁，对待儿童青少年，应停止躯体虐待和一切其他形式的虐待，但针对孩子难以管教的问题，合理的惩罚其实也是有必要的，比如可以采取暂时隔离法（停止玩耍，罚站，几岁就罚几分钟）。

▶ **对于学校**

案例故事中的老师仔细发现了小树的问题，说服了父母，为小树就医指明了清晰的方向，这是难能可贵的一点。校方除了关注孩子的学习，也需多了解其学业、人际交往问题背后的原因，聚焦于利用专业知识帮助困难孩子找到个体化的学业适应方法。关注孩子的心理健康，及时识别其有无神经发育障碍问题，合理建议就医。

第 13 节

语言虐待：看不见的刺

王敏建　　王　萌

案例故事

　　读高二的小七上午刚做完这个月的心理治疗，这种每月不间断的心理治疗她已经坚持了两年。中午回到家，她舒舒服服地睡了个久违的午觉，醒后打开微信，读到微信公众号推送的一篇《中国式"不好好说话"实录》，看到许多网友回顾自己小时候经历过的一些伤人的话，比如：

　　网友 1：我妈妈是小学教师，可能是职业病吧，她经常把在学校的那种情绪"完美"带到家里，跟我们说的话全部都是反问句，比如"地上这么脏你就不知道擦擦""都几点了还不知道做饭""冰箱有没有蔬菜不知道看看""我之前难道没跟你说过吗""这样行不行心里没点数吗"……

　　网友 2：吃饭时我帮忙端汤。端汤前，我妈说："注意看着点儿，别打翻了。"端汤没打翻，我妈说："嗨呀，这次居然没打翻。"端汤打翻了，我妈说："我早就知道你要把汤打翻。"

网友 3：我妈就是不好好说话的代表，明明是想说"天气冷加件衣服吧，别冻着了"，非要说"穿这么点衣服像什么鬼样子，嘚瑟什么"；明明觉得儿子正直勇敢，非要说"浑身上下全是毛病，也就这点像个人样"。这种例子太多了，虽说刀子嘴豆腐心，但实际上刀子嘴也是很伤人的，亲子关系确实被刀子嘴割出了一道道看不见却疼痛的伤痕。

……

小七读完后感到胸口憋闷、喘不过气，这里面的对话真实到让人窒息，她不禁想起了母亲的那些语言，像钉子一样顽固地扎在记忆中。她想转发给父母，却又担心自己是多此一举。每每想到此，低落的心情久久挥之不去。记忆和情绪又把她拉回到了初中那段备受"抑郁症"折磨的日子。

刚上初一的时候，面对新学校和新同学，小七还是充满了期待与憧憬，但没过多久，她突然就莫名其妙地开心不起来，明明上一秒还跟同学热火朝天地讨论最近哪个明星上了微博热搜。她以前还喜欢画动漫人物，后来很难拿起画笔画完一整幅，即使勉强画完也觉得疲惫，始终对自己的作品不满意，后来干脆搁笔不画了。每天一醒来，小七就觉得人生昏暗，她疲于应付学习和人际交往，上课也经常走神，记不住事情，学习成绩从以前小学的前几名一下子掉到了中等水平。她甚至经常想到关于死亡的事情，还去网上搜索过"学生用什么方式可以自杀"。小七开始意识到自己的情绪出现了问题，想着自己会不会抑郁了，因为听学校的心理老师讲过这方面的知识，以前也见过一个同学在学校里面要跳楼，后来去精神卫生中心专科医院住院，被确诊是抑郁症。小七思前想后半个月，纠结要不要将自己的真实感受告诉父母，因为平时为了逃脱母亲习惯性的挑剔和责骂，她不愿意显露自己不开心和脆弱的一面。有一次放学回家，她终于鼓起勇气跟父母说想去医院检查一下自己有没有抑郁症，母亲一如既往地张嘴就来："小孩子有什么好抑郁的，我们每天辛辛苦苦给你衣食无忧的生活，我们为什么不抑郁？"小七受够了从小到大母亲这样说话的语气，自己也经常被这样的话激怒，大多数时候她都不敢当面爆发出来，可是这一次，她再也忍不住了，一气之下起身冲出门，准备乘电梯到楼顶跳下去，结果被刚回来的父亲在电梯口撞见，父亲拦住了她，这才避免了灾难的发生。父亲知道事情原委后说服了母亲，第二天一家

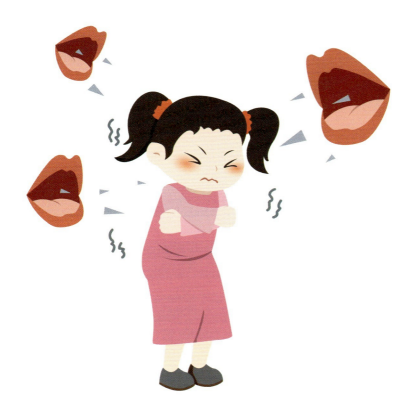

三口去了精神科门诊，经过仔细的问诊和辅助检查，最终小七

被确诊为"抑郁发作"。经过半个多月的物理治疗和药物治疗，

小七的情绪逐渐平稳，之后她又接着做了心理治疗。心理医生

发现每次谈到关于母亲的话题，小七都忍不住掉眼泪，医生认

为她的情绪问题与母亲长期的"不好好说话"有很大关系。

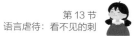

　　小七说有一次，妈妈喊她吃早饭，喊了三遍，那时她还在睡觉，就说早饭不吃了，想睡觉。后来妈妈开始嘶吼："让你早点睡觉你不听，把眼睛看坏了，配眼镜又要花钱。""我这一天到晚是为了谁啊，一大早就去菜市场买你喜欢的小吃。""你到底来不来吃？"即使双耳蒙在被子里，小七也能听到妈妈在厨房的咆哮和抱怨声。"明明是辛辛苦苦给我做了早饭，说出来的话却全是责备与抱怨，也不去思考我不想起床的理由，她一喊我就必须起床去吃早饭，喊不动就开始发火。我讨厌这样，连吃个早餐都要被安排，一整天的心情都被这几句话毁掉了。"小七越说越愤怒，"有时候明明是天气降温希望我多穿件衣服，说出来就变成了'你不听我的就等着冻死吧，冻死了活该'。"她甚至回忆起 6 岁时有一次在一个陌生的饭店，自己不敢一个人去上厕所，母亲却说："世界上又没有鬼，你到底害怕什么？"她只记得那天的夜尤其黑暗。

　　如果说到学习成绩，那更是一把辛酸泪。小七回忆说自己小学还能在班里稳定排在前 3 名，初中科目多了以后逐渐感觉学习有点力不从心，需要花费更多的时间和精力才能维持在中上水平，有时候难免发挥失常。有一次小七考到了全班第 7 名，妈妈看到成绩单时眼睛都瞪大了，她还没想好怎么应付，妈妈已经劈里啪啦地数落起来："就你这成绩，也太让我失望了，再这样退步下去你连个专科都考不上……"考试没发挥好，已经让小七够失落的了，母亲这通劈头盖脸式的责骂让她的心仿佛再一次掉进冰窖里。

在小七从小的生活环境里，随处都能听到各种带刺的语言。小七认为母亲为了她忙前忙后，不管是辅导作业，还是抢热门学区房，看似全都是为了她，但是母亲的做法和说法并未在乎过她的感受，母亲永远都希望一切按照她的要求来，不允许小七为自己辩解一丁点。看到其他同学的家长耐心听他们讲出自己的想法，小七非常羡慕这些在温馨的家庭里长大的被父母温柔关爱的孩子。回忆起自己的童年来，她只觉得苦涩大于幸福。初中时这些密密麻麻的刺将内向、畏缩和小心翼翼的自己推向了深渊。通过对抑郁症的识别、对家庭教养方式的反思，以及医学和心理学手段的帮助，小七靠着自己一步步的努力，终于摆脱了抑郁的折磨，看清了语言虐待这根隐形的刺。

专家解析

　　平日乖巧、懂事、听话的小七在初中时曾患抑郁症（医学上称"抑郁障碍"或"抑郁发作"），这是一种大众或许普遍都听说过的一类精神疾病。那么，在她一步步走向抑郁的路上是否有迹可循？与她长期生活在这种有刺的语言环境里是否有关？在一切不利因素的堆叠中有哪些是我们可以预防的？

　　《中国国民心理健康发展报告（2019—2020）》显示青少年的抑郁检出率为 24.6%，其中，轻度抑郁的检出率为 17.2%，重度抑郁为 7.4%。抑郁症的发病原因目前在医学上并不十分明确，很多证据证明其与基因有关，也与社会心理、家庭环境密切相关，更多是先天和后天因素共同导致的。如果有这种遗传基因就一定会得抑郁症吗？答案是不一定。抑郁症与后天的不良因素也有一定的关系，比如家庭暴力、学习压力、生活压力等应激事件。如果你的基因环境好，代表你先天的调节能力强，稳定性强，基本能抗过一些环境不良因素，就如同免疫力强，病毒就不容易入侵导致发病一样。研究发现，家庭中语言暴力和体罚都经常发生，其中，84.1%的家庭有过语言暴力，63.9的家庭有过体罚，23.4%的家庭出现过严重暴力伤害。哈佛大学医学院马丁·A.泰彻博士和他的同事们发现，语言侮辱会造成孩子大脑"损伤"。语言暴力最容易影响的大脑区域是胼胝体（主要负责两个大脑半球间传递动机、感觉和认知信息的区域）、海马回（负责管理情绪的大脑区域）和前额叶（负责思考和决策的大脑区域）。这些人即使成年后也很难改变自己的思维模式，很多人仍然像过去一样过于谨慎、懦弱、胆怯、倾向于讨好他人等。所以，世界卫生组织将（语言）暴力育儿的本质定义为虐待。

小七的母亲随便一张口，全是对她的否定和贬损。明明是关心，说出来却是责备、抱怨与贬低。在母亲长期的挑剔和讽刺教养方式下，性格较内向的小七逐渐形成了敏感、畏缩、自我否定和自卑的性格。儿童在幼年的时候根本无法觉察语言暴力这一点，他们只是觉得心里不舒服，压抑得难受，但却无法说出来。直到长大以后，才渐渐明白这件事。泰彻则指出，语言虐待可能比其他形式的虐待具有更持久的影响，因为它往往更隐蔽、更连续。

专家支招)))

首先，家长要识别情感虐待。家长必须意识到自身这些行为对孩子来说是一种暴力，是一种伤害，是不能像家常便饭一样出现在日常生活中的。如果孩子有什么行为不当，应该明确指出具体不当行为，告诉孩子哪些该做、哪些不该做，培养他们的"边界意识"，不能把孩子当作发泄情绪的对象，对孩子的人格进行贬低。在家庭里，语言暴力背后反映的是自上而下的等级观念，父母以自己为权威，掌控与"俯视"孩子，忽略孩子具体的感受。这样的父母经常以爱之名，行伤害之事。

儿童青少年的自身感受是受到了语言伤害，那么父母应该承认孩子的负面感受是真实的。此时如果加以责备，只能是雪上加霜，让亲子之间的心理距离越拉越远。父母应该尊重儿童青少年的自我感受，在他们需要大人的时候，及时帮助他们排解不良情绪，避免不良情绪的堆积。

其次，家长应意识到教养方式中有语言虐待的部分，应让孩子及时就医处理目前的情绪问题，弥补给孩子造成的伤害。不要让错误无意识循环下去，意识到了，就要努力行动起来打破它。

孩子的心理问题，往往和原生家庭息息相关。父母当然是爱孩子、希望孩子好的，但是时常会用错方式。做好家庭教育，能大大降低孩子患上心理疾病的可能性。绝大部分父母都不会怀着虐待的目的去伤害孩子，但往往给孩子带来了潜移默化的伤害。做一位能够和孩子好好说话的父母，比送孩子什么礼物都好。

而对儿童青少年来说，如果因长期的语言虐待引起情绪问题，责怪父母往往是最简单便捷的。但有时候，改变父母是漫长甚至是很无力的过程，只有先通过正规就医和心理治疗改善自身情绪问题，认识到父母教养方式里不合理的部分，扭转父母强加在自身的一些歪曲自我的观点，客观正确看待自己，才能逐渐健全自身人格，活出自己的生命力。

第 14 节
父母对我"很好",我却无以回报

瞿　伟　　刘代焱

案例故事

　　小姚是一个 10 岁的小朋友,聪明可爱,长相甜美,是家里的独生女,她一直以来都很听父母的话,是父母眼中的好孩子。父母对她寄予很高的期望,希望她能够考上重点初中、重点高中,然后再考上双一流大学,因此,经常告诉她要好好学习。为了给小姚创造好的学习条件,父母投入了大量精力和时间,还给她报课外补习班,鼓励她不断努力,不断达到更高的目标。在父母的激励下,三年级以前,小姚的成绩一直名列前茅,是典型的"别人家的孩子",父母感到很光荣,觉得对小姚的付出是值得的。看到父母高兴,小姚自己也感到高兴。

　　在三年级的一次考试中,小姚在考前几天便开始紧张,考试前一天晚上,各种思绪涌现在她的大脑里,小姚整夜失眠了,结果次日没有发挥好,考试成绩不太理想,因此,她感觉非常自责。回家后，她告诉了父母自己考试的成绩，父母要求看她做的试卷，看了试卷后，小姚的父母非常生气，并严肃地责备了她，认为她犯了许多不应该犯的错误，还说她最近有些懈怠和贪玩，要更加勤奋努力，今后才能过上理想的生活，否则自己将会像那些工厂的普通工人一样过着艰辛的生活。被父母这么一说，小姚低着头，感觉更加自责、内疚，想到父母对自己这么好，她觉得自己辜负了父母。

从那以后，小姚给自己制订了严格的学习计划，提出了更高的学习目标，还制订了严格的作息时间表，她感觉利用课间时间与同学交流都是在浪费时间，娱乐和玩耍那更是犯罪。她还压缩了自己夜间睡眠的时间，上课不断地提醒自己要好好听课，不能漏掉任何知识点，一旦走神或者错过老师说的话，就感觉十分焦虑。开始还行，时间一久，小姚渐渐感到学习变成了一件十分辛苦和痛苦的事情，但一想到父母对自己的付出和期待，她就要求自己坚持下来。

父母并没有意识到小姚心态上的变化。老师向家长反映，小姚十分努力，在学习上对自己要求比较高，父母听后感到满意和欣慰。时间过得很快，下一个重要的考试如约而至，父母和老师都觉得小姚这次考试成绩肯定会不错，但事与愿违，小姚的考试成绩不但没有上升，反而还下降了。父母和老师都感到不可思议，一起分析她考不好的原因，她却总是低着头，感到十分羞愧，但老师和父母仍然没有察觉到小姚情绪上的变化，也没发现小姚心理上的压力已经压得她喘不过气来了。父母和老师仍然是在学习方法和技巧上给予建议，鼓励她下一次考试会考得更好，小姚总是不断地点头，表示自己下一次考试一定会考好的。

这样的状态继续着，小姚感到压力越来越大，尤其是当父母或老师和她分析成绩的时候，她就感到自己大脑一片空白。她渐渐感到自己不再自信了，同时她也发现同学们对她的态度也在发生变化，她有时听到同学们在议论自己，说自己这么努力，成绩还是不行。逐渐地，小姚开始害怕面对父母或老师鼓励的眼神和听到鼓励的话语，感到班级里的同学们开始排斥自己，不再喜欢自己。小姚与同学关系疏远了，也越发自卑起来，她觉得自己很没用，前景一片黯淡，她经常一个人在教室里偷偷落泪，但内心的痛楚又无处倾诉。老师发现了孩子情绪异常，请家长到学校里，父母、老师和她交流的时候，小姚表情忧伤，充满了自责，她觉得父母和老师对自己都很好，而自己是一个很没用的人，辜负了老师与父母的期待和帮助，也拖了班级的后腿。她非常悲伤，不停地落泪。

专家解析

该案例中的小姚十分看重考试成绩，在考试前出现情绪紧张和睡眠问题，表现出了很明显的考试焦虑，这是当下学生普遍存在的问题。对于大多数孩子来说，面对考试都会有担心和紧张，这是一种正常的现象，适度的考试焦虑和压力有助于个体激活大脑皮层的兴奋性，激发潜在的能力，能在考试中发挥得更好，但过度的考试焦虑和压力会导致考试结果不理想或与平时学习水平相反，小姚就属于后者。

为什么小姚会有这么强烈的考试焦虑和压力呢？

1. 父母太关注孩子的成绩，孩子将考取好成绩视为获得父母的爱和报答父母的唯一方式。

故事中，小姚的父母从小就教育孩子成绩要好，非常关注孩子的成绩，当孩子成绩下降时，往往给予责备和惩罚，这样强化了孩子对成绩的过度关注，形成了对好成绩的执念，以及对成绩不好的恐惧焦虑。父母对成绩的态度会影响小姚对成绩的态度，对于认知发展尚不完善的小姚来说，成绩好与不好是父母爱与不爱、喜欢与不喜欢自己的条件，这种想法潜移默化地在孩子内心根植并使其逐渐发展出一个信念：只有成绩好，父母才会高兴，自己才是值得父母爱的好孩子，才能得到父母的关注和爱，而成绩不好时，自己就是很糟糕的，辜负了父母对自己的付出。这种念头一直驱动着她一定要考得好成绩，但同时她又担心考不好，这种焦虑和压力一直困扰纠缠着小姚。她完全将好成绩等同于好孩子，将获得好成绩理解为获得父母的爱以及报答父母对自己付出的唯一方式，这种信念无疑增加了小姚的心理压力。

2. 小姚承接了父母的焦虑，形成了对学习的错误认知。

小姚父母对孩子的学习成绩有一种错误信念：孩子成绩不好，以后的人生发展就一定不好，因此，他们对小姚的成绩非常在意与担心。小姚才 10 岁，不成熟的心智无法理解成人世界对生活的焦虑与期待，因为父母一切都是为"我"好，所以小姚简单接受并认同了父母对成绩的理念——只有成绩好，考上双一流大学，自己才有价值，而成绩不好，前景就比较暗淡，自己将是一个没用和没价值的人。所以，小姚在第一次考试不理想后，感到事态的严重性、紧迫性，由此产生了很大的压力感和焦虑感。为了将成绩提上去，为了减少父母的焦虑，她缩短休息时间，减少和同学的娱乐时间，她害怕漏掉老师讲授的任何知识点，以一种强迫的方式来要求自己。遗憾的是，小姚这样的做法不但没有提升她的成绩，反而让她的成绩逐渐下降。心理学家 R.M. 耶克斯与 J.D. 多德森有一个著名的关于动机水平与工作效率的研究，研究发现，适度动机水平下的学习效率会提高，过高动机水平反而导致学习效率下降。小姚为了获得理想的成绩产生了过高的学习动机，由此引发更大的压力与考试焦虑。结果，小姚一次比一次努力，却遭受了一次比一次更大的挫败。

3. 面对父母和老师的期待与鼓励，小姚负重前行。

鼓励对于孩子来说是必要的，可以提高孩子的动机，但鼓励也需要适宜。案例故事中，父母采用的方式是把孩子与其他优秀的同学比较，目的是鞭策和鼓励小姚以更高标准激励自己，或许父母是在表达小姚还不够优秀，为满足父母的期待，小姚需要更努力，这无疑让不堪重负的小姚又增加了压力；老师看到小姚非常努力，主观认为小姚成绩不佳是学习方式不当所致，采取纠正小姚学习和考试方法的方式，鼓励她下一次会考得更好，老师的动机是好的，却在小姚身上没有任何效果，反而可能会让小姚感觉自己比较愚笨，学不会老师教授的方法。这一切让她产生强烈的内疚感和自责感，面对父母和老师的期待，小姚总是低着头点头称是，好像自己犯了错一样，她内心十分焦虑，却又不得不继续负重前行，其结果是挫败的不断重复。

专家支招 🔊

▶ **对于小姚**

小姚需要理解成绩下降与考试焦虑有关，这种焦虑影响了她在考试中的正常发挥。考试焦虑根源于很想满足父母的期待，不想让父母失望，很想得到父母的关注和爱，而考试成绩的多次不理想让她感到自责，感到对不起父母，学习的自信感也随之下降。小姚需要认识到，目前的考试成绩无论是好还是不好，也只能反映当前的状态，成绩始终是动态变化的。虽然父母关注成绩，希望自己成绩好，但他们并不会因为成绩下降就不爱自己，不关注自己；也需要认识到，一两次考试考不好，不代表自己以后的成绩都不好，更不意味着人生的失败。

同时，小姚需要降低对自我的期待，了解期待目标与实际目标的差距，达到期待目标与实际结果之间的平衡。

此外，不必将所有的时间都用于学习，娱乐是这个阶段孩子的天性与权利，娱乐本身有调节心情和减少压力的作用，学习固然重要，但也只是生活的一部分。要明白适度的压力与焦虑是动力，过度的压力与焦虑是阻力，保持一颗平常心，才能轻装上阵。如果小姚无法调整自身低落焦虑的情绪状态，也可以向老师、父母及专业人员咨询和求助。

▶ **对于家长**

小姚的父母是中国文化背景下最常见的"懂得"付出

的父母。望子成龙，望女成凤，这无可厚非，但是孩子是一个情感丰富的个体，他们能够敏锐地感受到来自父母的期待以及父母的喜好。一些孩子为了讨好父母，达到父母的期待，以此来报答父母，或者得到父母更多关注，将学习目的定义为为父母而学，一旦考试结果没有达到父母的要求，便感到非常对不起父母，于是压力、焦虑、内疚一起涌上心头，压得自己喘不过气来。所以，如何理解当下成绩与未来成就的关系，父母需要自己厘清，才能正确引导孩子学习，否则学习目的偏离正确轨道，会带来相反的后果。

此外，在关注孩子学习成长的同时，也需要做到以下几点：一是观察孩子情绪、承受力等心理层面的变化，认识到过度的压力会严重影响孩子基本的心理状态，其结果是导致孩子成绩下降，这是父母及孩子最不愿看到的结果。当孩子成绩下降时，父母需要耐心地与孩子沟通和交流，鼓励孩子讲出自身的焦虑与困惑。二是加强自我反思，反思自己是否不经意间将自身的期待和焦虑过多地传递给孩子。三是多关注孩子心理的成长，这对孩子来说将是受益终身的。

▶ 对于学校

对于小姚这种学业成绩突然变化的孩子，除了了解他们成绩下降的表面原因，更需要了解成绩变化背后可能的潜在因素，特别是心理层面的因素，这需要老师和孩子真诚沟通，多倾听孩子对于成绩的真实看法。或许像小姚这样对自我要求很高的孩子，对于学习本身就具有很强的动力，老师需要接受她成绩起伏波动或下降的事实，让她了解到成绩波动是一种正常现象，几次成绩不理想，并不代表以后就考不好，人生也不会因此暗淡无光。学习是一生应做的事，协助孩子培养对学习的兴趣和良好习惯，培养对学习目的及学习成绩的合理认知，认识到一个人的成功在于持续的知识积累，而非一时的考试成绩，降低他们对考试的焦虑。这样才能有效地帮助孩子摆脱考试带来的压力与焦虑，让孩子的学业得到不断的进步，心理得到不断的成长。

第 15 节

我的父母很"忙碌",我的孤单谁能懂

瞿 伟　刘代焱

案例故事

　　小郑是一个出生于普通农村家庭的男孩子,今年 9 岁,上小学三年级,长得高高壮壮。从他有记忆开始,他的父母就常年在外打工,每年只有逢年过节才有时间回家,父母和自己团聚的时间非常短暂,自己的大部分时间都是和爷爷奶奶一起度过。爷爷奶奶带孩子的方式比较原始粗犷,信奉"棍棒下面出好人"的教育理念,不懂得如何跟孩子交流,不了解孩子的想法和情绪,只要小郑"不乖、不听话",就得挨一顿打,孩子越反抗打得越厉害,直到打得他服气为止。因此,小郑不喜欢爷爷奶奶,觉得他们不理解自己,更不会引导自己和提供建议,自己有什么事也不愿和爷爷奶奶诉说与交流。相比爷爷奶奶,自己更喜欢父母,因为父母逢年过节回家会给自己带许多好吃好玩的,还会带自己外出游玩,小郑感觉父母是重视自己、关爱自己的。但父母在外打工太忙了，经常不是接不通电话，就是正忙无法接听，即使接上了，当小郑抱怨爷爷奶奶的做法，告知父母自己与爷爷奶奶的冲突矛盾时，父母总是告诉他爷爷奶奶是为他好。小郑渐渐感觉父母也不理解自己，更解决不了自己的问题，他感觉没有家人真正理解与关心自己，在家里产生了强烈的孤独感。父母和爷爷奶奶渐渐觉得孩子不太爱说话，脾气变得越发古怪，动不动就发脾气。

在学校里，同学们感到小郑脾气比较怪异，他对他家里的事非常敏感，只要同学一提到他家人，他就控制不住发脾气，为此小郑与同学发生了不少矛盾冲突，有时甚至大打出手，以至于同学们都不爱跟他一起玩。小郑也感到同学们似乎都不太敢靠近他，疏远他，他感觉到更加孤单。不过相对于在家里，小郑更喜欢在学校，虽然在学校也不好受，但好在自己身体强壮，没有人敢打自己。

因为经常和同学们闹矛盾，小郑逐渐成了老师眼里的问题学生。小郑的班主任是数学老师，因小郑的冲动打架行为，他常被班主任叫到办公室批评教育，因此，他很不喜欢班主任，也讨厌上数学课，这导致他的数学成绩比较差。与之相反，他感觉语文、英语老师说话比较温和，尊重他，他的语文和英语成绩就相对好一些。

有一次学校开运动会，小郑参加投掷垒球项目夺得了第一名，他非常开心，但此时发生了一件事，让小郑再一次成为学校的焦点。获得第二名的同学对小郑夺得第一名不服气，出言不逊说小郑是个没父母要的小孩。这句话激怒了小郑，他动手爆打了该同学，双方也因此被叫到了老师的办公室。在气头上的小郑并没有承认错误，学校因为小郑的态度问题，取消了小郑第一名的成绩，同时打电话让小郑的家长到学校。小郑父母远在外地无法前来，只有让小郑的爷爷奶奶到学校，爷爷奶奶一到学校，听到小郑动手打人，当场抓住小郑就打。小郑表面没有反抗，但内心的委屈、不服气、愤怒在积累叠加。自此以后，小郑内心更加烦躁、孤独，感到自己是个没人疼、没人爱的弃儿，之后他跟谁都更容易发脾气，也越发不爱学习，学习成绩日渐下降。爷爷奶奶和学校在教育小郑问题上越发感到束手无策，眼见小郑在问题学生的路上越走越远……

专家解析

　　小郑情绪失控、冲动打人是留守儿童常见的心理问题。心理学上如何解读小郑情绪失控、冲动打人的行为呢？

　　1. 小郑情绪失控、打人其实是早年与父母分离及养育关系问题带来的一种创伤反应。

　　依恋关系，是早年孩子与养育人建立起来的一种关系模式，是一个人未来关系模式的基础。稳定的依恋关系，是孩子建立安全感和心理健康成长的基石。小郑的父母因为生计不得不很早离开孩子，年幼的孩子面对养育人的更换，会产生对原来养育人的分离焦虑，同时也会产生对新养育人的适应焦虑。适应新的养育人及新的养育环境，这对成人来说是再正常不过的事，但对年幼的孩子来说却是一种挑战。从发展心理学角度来说，持续稳定的养育环境，是孩子内心安全感发展的重要条件。对于完全依赖父母的小孩而言，父母离开且很长时间不能见面，会让他们承受分离带来的焦虑与伤痛，这种伤痛又无法用言语来表达。遗憾的是，爷爷奶奶除了能给予小郑生活上基本的温饱照顾，无法为小郑提供心理上的支持，比如，小郑需要被理解、欣赏、支持、鼓励，遇到困难需要爷爷奶奶提供好的建议与指导等，恰恰相反，小郑得到的回应方式不是打就是骂，不是责备就是否定。因此，小郑在与父母、爷爷奶奶的互动中，父母的远离和不理解让小郑体验到被抛弃，爷爷奶奶对待自己的方式让小郑不断感受到挫败，感觉自己是一个不被喜欢、不值得被爱的人。早年形成这种人际关系的模式后，当别人说他是父母不要的孩子或提及他的家人时，就会戳中小郑内心的痛点，他的行为会变得不可理喻，甚至暴怒打人，在别人眼里就是"行为怪异"，结果导致小郑与他人的人际关系疏远与恶化，他更孤独。小郑"情绪失控，行为怪异"背后的原因始于分离创伤，在与新养育人的互动中，不断的挫败及失望带来新的创伤，这又加剧了分离创伤，导致他在人际关系中低自尊、自卑、敏感、不信任人。所以，即使面对正常的人际关系矛盾，小郑也会表现出强烈的情绪反应，以及过激的冲动行为。

2. 小郑的情绪失控、攻击行为是他应对内心痛苦感受的一种方式。

或许对于许多人来说，家庭是温暖的港湾，但是对于小郑来说，家庭带给自己的是许多受到伤害的记忆与体验。一提及家庭，就会唤起小郑心中难以化解的情绪，这些情绪如排山倒海般汹涌，无法控制，除非充分发泄，否则自己无法承受。同时，我们可以看到，虽然爷爷奶奶给予了小郑生活上的基本照顾，但是对待他的情感方式是缺乏温情的，是充满情绪张力和攻击性的，因此，应对矛盾关系的攻击性处理方式是他在家庭生活中学会的表达情绪的唯一方式，这在心理学上叫作对攻击者的认同。他用发脾气和攻击行为来表达内心的痛苦感受，其背后是在表达对爱、对关怀、对理解的渴望与失望，发脾气和攻击行为则是将自己不被爱、不被关怀的感受外化的结果。对于小郑来说，在家庭互动中，除了攻击行为，他没有学会更多沟通以及表达情绪的方式，特别是言语化的情绪表达方式，因此，小郑只能用失控的情绪和行动来表达自己内心的痛苦与愤怒。

3. 家庭和学校只关注孩子的外在表现，忽视了孩子的内在体验。

小郑的家人和学校只关注到孩子外在行为上的不恰当表现，仅对孩子采取批评和教育，忽略了小郑的内心体验。其实，小郑表面上的行为问题本质上反映了他内心所渴望的情感的缺失,他没有体验到被关爱和被理解。在学校,班主任动辄将他叫到办公室批评教育,这让小郑感到自己是很糟糕的,是不被班主任喜欢的,因此,他不愿意学习数学。无论在家还是学校,他都感觉自己被家人及学校推得远远的,小郑无法感受到来自家庭和学校的关爱和温暖,他感到更加孤独无助,这更强化了小郑的问题行为,导致小郑的问题行为不但没有减少,还愈发严重。

专家支招 💡

▶ **对于小郑**

需要理解自己情绪失控,以及冲动行为背后的心理根源是从小与父母分离所产生的创伤反应。与父母缺少情感交流,当自己遇到问题或冲突矛盾时,爷爷奶奶也无法提供建议与引导,无法从心理上与自己沟通,自己无法获得来自家人的理解、鼓励、包容和关怀等情感上的支持。因此,小郑在家庭里感觉是孤独的,这种孤独、苦闷、无助、无力,常常会通过攻击方式表达出来。所以对于小郑而言，也需要理解自己情绪失控背后的原因是渴望爱而不得的失望，理解自己攻击行为的背后是在表达对爱的丧失的愤怒情绪。此外，在自己早年成长环境里，自己学会的唯一表达情绪的方式就是攻击行为。只有对自己的情绪及行为问题有了更深的理解后，才可能会去尝试用其他方式来获得对爱、对关系需要的满足，通过言语沟通交流的方式，采取家人和同学都更为接受的方式来表达自身的感受，比如说，可以找好朋友或老师诉说自己的感受，找一个安全的地方大喊或者发泄自己的情绪，这样才能获得别人对自己的理解、支持、鼓励或原谅，自己才能感受到更多来自家人和同学的关心和关爱，帮助自己走出孤单的阴影。

▶ 对于家长

对于为了生活不得不离开孩子，将孩子留给老人照顾的父母来说，需要意识到孩子早年成长最需要父母的陪伴与参与，而不能仅仅给予孩子物质上的满足。因此，父母需要经常与孩子保持联系，比如，经常和孩子视频交流，让孩子从心理上感知到父母对自己的重视和关爱，自己在父母心目中是重要的，不能因为有自家老人照顾就放一万个心，要知道任何人都无法取代父母。当然，人在外有时会身不由己，其实孩子也能理解，最可怕的是父母长时间不主动跟孩子联系，孩子又联系不上，这会导致孩子迷惑不解，甚至作出负面的猜想。如果家里老人能够给予孩子情感上的支持和陪伴，那么孩子还能体验到一些家庭的温暖，这无疑是幸运的，但如果家里老人像小郑的爷爷奶奶一样，那么孩子体验到的就是一种孤独感和无助感，这种孤独与无助将会成为性格形成的基础，一旦形成性格，将会影响孩子对人际关系的应对模式。所以对于家长而言，需要权衡自身的行为给孩子带来的影响，家庭的物质生活固然重要，但是孩子的心理成长更为重要，因为这将会影响孩子的一生，有条件的话，可以把孩子带在身边，让自己参与孩子身心的成长。对于老人而言，需要减少简单的打骂行为，应采取更多温情的教育方式，比如耐心倾听，让小郑真正感受到家庭的温暖和关爱。

> ▶ **对于学校**

对于任何学校而言，问题孩子的处理都不是一件容易的事情，都需要理解孩子产生行为问题背后的多样化原因。对于任何一个孩子，都不能光用批评教育一种方式解决问题，更多的是要去洞察孩子内心的感受，特别要关注其家庭方面的影响。像小郑这种留守家庭的儿童，其心理问题来源是体验到与父母分离的创伤，以及来自家庭的不被关心和不被关爱的感受，他的外在行为问题是他应对这种情绪感受的一种方式。简单的批评教育，往往更加强化了他那些不被爱、不被接纳的体验。所以，对于在家庭里缺乏爱与温暖的孩子，老师们在和他们沟通时，更应该有耐心，在批评教育的同时，多增加对其感受的理解，比如可以试着说"或许是你感受到很孤独和难受，这种感觉让你控制不住要打人，但是我们表达感受的方式不止这一种呢，我们也可以找人倾诉"，这才是最重要的。这种孩子往往比较敏感，很难相信别人会真正关心自己，脾气也比较古怪，面对他们需要付出更大的耐心，才能让孩子真正体验到来自学校老师的关心和关爱，这也考验着广大教职员工的智慧。当然，如果老师和学校确实很难和孩子沟通，或者察觉到孩子的情绪和行为明显异常，也可以找心理工作者或专业人员寻求帮助。

第 16 节
被食人怪追赶的孩子

郭俊伟

案例故事

　　小胡是一个 9 岁的小女孩，目前读小学 3 年级，她瘦瘦小小的，平时说话很小声，显得唯唯诺诺，也没什么朋友，都是一个人独来独往。近一段时间她上课时总是无精打采，更加回避同学和老师。班主任老师觉察出她的异样，单独把她喊到办公室谈心。在老师的追问下，她才说出自己一直做着同样的一个梦，梦里她被食人怪追赶，躲也躲不掉，说着就哭了起来。

　　老师打电话给家长，了解到小胡的妈妈在小胡刚出生没多久就患上精神分裂症。老师这才想起，很少看到小胡的妈妈送她，有时家访也没有看到她的妈妈。爸爸说妈妈的病情控制得不好，经常一个人自言自语，有时莫名大笑，乱跑乱砸东西；有时还会掐家人的脖子，大喊大叫。在小胡很小的时候，妈妈曾拎着她的手臂在阳台上晃来晃去，从此爸爸尽量不让妈妈接

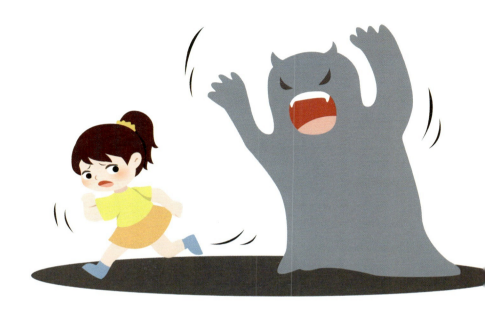

触小胡。但因为妈妈经常发病，爸爸要么送妈妈住院，要么在家收拾被弄得一塌糊涂的家。家里家外都是爸爸一个人，他既要顾家又要上班挣钱，也就没有更多的精力照顾小胡。小胡时常一个人在家，有时爸爸很晚回来，小胡饭都没吃，开着灯就睡着了。"孩子从小就胆小，也比较懂事，从来不会提什么要求。"爸爸说着也流下眼泪，觉得对不起女儿。有时妈妈出院在家，她会督促妈妈吃药，给妈妈洗衣服。妈妈好的时候，也会心疼她、关心她，但那种时候太少了。

专家解析

小胡的表现是心理门诊比较常见的一种心理问题——抑郁状态。小胡情绪低落，上课无精打采，回避社交；睡眠差，上课也不能集中注意力，这些都是情绪、行为异常的表现。

梦，是一个人睡眠过程中出现的正常生理现象，心理学上对梦的解释是：梦是具有象征意义的，而噩梦，尤其是同样内容的噩梦，则代表的是恐惧情绪。在跟小胡的咨询中，小胡呈现了自己的一个噩梦：梦到自己被食人怪追赶。食人怪就是妈妈混乱行为给她带来的恐惧情绪的象征表达。

那么，小胡为什么会梦见被食人怪追赶呢？

当有心理疾病的人成为父母时，对孩子的影响是非常大的，这是因为心理疾病会让父母无法完成他们应该履行的责任，导致他们无法给孩子提供足够的关爱、照顾、支持以及稳定的生活环境。国外一项针对母亲有心理疾病的孩子的研究显示：有三分之一的孩子没有完成高中学业，有三分之一的孩子出现了心理问题，这些孩子也很难维持一段亲密关系。在孩子成长的过程中，其自信和安全感来自养育者的情感关注以及对孩子心理需求的回应。父母患有心理疾病，在与孩子互动过程中对孩子的情感关注和有效回应功能受损或缺失，作为孩子最重要的人，无法给孩子一个安全、宽适、稳定的环境，更无法给予孩子及时回应和满足孩子的情感需求，导致孩子无法建立对人际关系的信任，无法与人建立亲密的关系。

父母有心理疾病，孩子经常需要妥协自己来满足父母的要求。患有心理疾病的父母往往会成为家庭的聚焦点，全家人的注意力都会集中到有心理问题的父亲或者母亲身上。孩子的情感需求没有办法得到满足，长时间下去就会觉得自己非常孤独，从而产生没人照看、没人爱、受冷落的感觉，因为父母禁止或者无人支持，他们无法参与正常的同辈交往活动，无法展现自己的兴趣以及爱好。如果父母病情控制得不好，不稳定的情绪会使孩子长期处于恐惧之中或坐在情绪"过山车"上，这会导致孩子产生强烈的不安全感，经常感觉焦虑、恐惧不安。病情严重时可能伴有的家暴（无论是肢体、语言还是感情）则会让孩子产生身体和心理创伤。小胡说的梦中食人怪，就是她没有安全感的生动再现，食人怪也可能是情绪不稳定的妈妈的化身。

心理疾病不仅受生物学遗传方面的影响，还受外部环境的影响。研究表明，在不健康的家庭环境下成长的孩子，有更大的产生行为或者情绪问题的风险，也就是所谓的心理疾病的代际影响。孩子受其有心理问题的父母的影响，学到并形成一些不健康的行为或特质，从而影响了自身的人际关系。这些影响会伴随孩子直到成人，影响孩子长大后的人际关系特别是亲密关系。当然，万事都不是绝对的，心理不健康的父母培养出的孩子，也可能会具有一些有优势的性格特质。由于长期生活在压力环境中，这样的孩子可能会发展出独立的个性，有良好的抗压能力，并且提升自我对同理心的认识。

专家支招

面对患有心理疾病的父母，怎么做可以把影响降到最低？

▶ **对于孩子**

父母有心理疾病，并不代表孩子一定会有心理疾病。尽管从遗传学和环境论的角度上说，孩子患心理疾病的风险因素的确较多，但即便受父母影响，孩子在人际沟通技能、自尊、亲密关系上存在一些问题，这些都是可以认识到并进行改变的。在有心理疾病的父母的家庭中成长，并不代表将来也会成为一个坏的父母。相反，孩子可能在自己处于父母角色时拥有做得更好的动力。孩子可以通过做出以下努力降低负面影响：做好自我反思，了解童年创伤对自己现在人际关系的影响，避免重演那些错误的方式；多和自己的亲密对象沟通，让对方知道你的需求；学习正确的亲子教养方式；认识到所有你曾遭受过的苦难，都能反过来帮助你。当孩子将来成年，有了独立的人格和生活后，和有心理疾病的父母建立良好的人际关系边界，做好良好的自我照顾非常重要。首先需要照顾好自己的情绪，需要让自己的生活更稳定，让自己更健康、更快乐。同时，也可以尝试去了解父母心理疾病的症状和原因。了解父母的病理症状，能够帮助孩子自省。在这个过程中，提升和父母的沟通技巧，学会坚定、自信地表达也很有必要。有心理疾病的父母常常会在情绪的支配下和孩子对话，很多时候会说很多贬低孩子自尊和让孩子觉得很受伤的话，尝试别把这些话语个人化，而把它们看作心理疾病的症状。

▶ **对于家长**

第一，患病方必须接受治疗，并且需要规范治疗、长期治疗。除了正规的治疗，目前没有什么神奇的方法可用（使用民间偏方、网上所谓特效药等办法请自动忽略）；如果病情严重一定要送至医院住院治疗，出院后坚持服药，定期复诊。治疗的过程可能会有反复，心里要做好长期的准备。应对一般性的发作，以不要刺激患者为主；如果症状严重，必须使用应急手段，这需要自己在平时就树立危机意识，想好应对办法，注意一些危险物品平时要有意识地放好。

第二，照顾好自己。既然对方已经生病，事实无法改变，照顾好自己便不是自私，而是现实的需要，也是家庭的需要。

自己的内心尤其需要强大起来，练就应付各种莫名其妙的事件和自我调节、自我恢复的能力，必要的时候，自己可以寻求心理医生帮助。

第三，平时相处需多加注意。尽量使其避开刺激源，比如敏感的人和事；可以适当地顺着对方的意思，或者不予表态，切记不要因为对方的话明显不合理甚至荒唐就纠正、争论、指责，在他的世界里，他的逻辑才是对的，你所谓的举出反例证明他观点不成立的做法是完全没有意义的，而且要摧毁他的世界是件非常严重的事情，这可能引发严重的应激反应。另外，在关注患者亲属的同时，也要关注孩子可能受到的影响。

▶ **对于学校**

对于心理行为异常的孩子，尤其是特殊家庭的孩子，学校要建立一种完善的帮扶制度。如对于比较内向、孤僻的孩子要给予更多的关心，做好家访登记，详细了解其家庭情况；对于困难家庭的孩子，提供学校层面力所能及的帮助。在学校，老师应多鼓励孩子，鼓励孩子与其他同学交往，多表扬孩子一小点的进步，逐步培养孩子的信心。拥有好的同伴关系和师生关系，对于这样的孩子也是很好的疗愈。若老师谈心后发现孩子问题比较严重，可以求助于学校的心理老师，对孩子进行进一步的评估。另外，学校有必要定期开展心理健康知识科普讲座，一是提高老师对心理疾病的敏感度和识别力；二是提高学生对心理健康的认识，有问题时及时求助。

▶ **对于社会**

一是要加强心理健康知识的科普宣传，提高民众的心理健康意识，对重点人员（包括青少年儿童，患病人群及其家属等）进行心理健康教育，提升对心理疾病的正确认识，降低病耻感；二是要进一步提高精神卫生和心理健康科普宣教工作的针对性，提升公众心理健康素养，并且要加强精神卫生和心理健康人才的培养，提升精神疾病防治等服务能力；三是要强化民政、妇联、残联等多部门的联动，关注精神疾病患者的困境，对其家庭经济、孩子教育等问题提供切实的帮助。

第 17 节

坏掉的洋娃娃

郭俊伟

案例故事

　　小 A 是一个 13 岁的小女孩，目前读初一，她非常开朗可爱，是大家的开心果，也非常喜欢帮助同学，在学校深受同学欢迎。在家人和亲戚眼里，她则是一个非常懂事的孩子。

　　可这一切在一次补课后完全改变了。在一个周末的中午，父母有事情没法送小 A 去补课，补课老师家离小 A 住的小区很近，再加上小 A 在这个老师这儿补了很长时间的课，父母就让她戴上电话手表一个人去。这次补课，平时一起上课的另外两个同学恰巧有事没来。没想到，老师在给她上课时，开始抱她、亲她，她一开始进行反抗，但被老师威胁恐吓，卡住脖子，后被老师性侵。性侵过程中她很恐惧，身体却像僵住了一样，她没有哭，也没有喊叫。性侵她的老师是一个中年男性，事后威胁她不准报案，不准告诉任何人，要不然就杀了她和她家人，再把她的事情告诉所有人。

回家后，小Ａ冲进浴室不断冲洗自己的身体，却总感觉自己不干净。她的睡眠开始变差，经常做噩梦，也经常魂不守舍。家人发觉异常后，她才告诉家人。家人一开始不相信，说老师不会这么做，又怪她没有做出反抗，也不给家人打电话，或者大声喊就会有邻居听到，说不定事情就不会发生。家人的埋怨，让她也很生自己的气，气自己当时为什么没有力气反抗。至此以后，她总觉得自己脏，觉得自己不是个好女孩，她也不愿意跟同学玩，经常一个人发呆、流眼泪。她的脑子里会像放电影一样不断出现当时的画面。以前的那个开朗活泼、懂事的小女孩消失不见了。家人觉察到小Ａ的异常变化，带小Ａ去医院看了心理医生。

专家解析

小Ａ情绪抑郁、做噩梦、记忆闪回是典型的创伤后应激反应，这是一个人在经历创伤后常见的反应。急性创伤应激反应一般不超过3天，会自然缓解。急性创伤后应激障碍一般持续 1—3 个月，需要环境给予心理支持，而慢性创伤后应激障碍一般持续 3 个月以上，需要专业的心理干预进行治疗。

小 A 在被性侵时，为什么感觉自己什么都做不了呢？

"当时我根本动弹不得，无法逃离……除了按他的要求去做，我根本不能做出任何反应。"一位有过类似经历的受

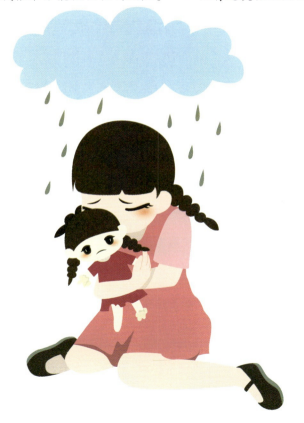

害者把当时的状态比作"坏掉的洋娃娃"。这并不是少数人的感觉，一项研究指出，在有被性侵犯经历的受害者中，有88%的会出现短暂麻痹，这是非常普遍的，是机体"相当健康"地进行"自我保护"的一种现象。

很多人一开始并不理解这种观点。有些受害者会问：为什么我的身体会在关键时刻背叛我？为什么我的身体会因恐惧而僵硬？事实上，僵硬是身体的一种保护机制。一个人在面临危险情形的时候，如果认为自己有获胜的把握，会反抗；如果认为自己很可能在反抗中输掉，会逃跑；如果无论是逃跑或是反抗都无法确保自己的安全，那么身体会进入第三种保护机制：僵硬。可是很少人知道，这是你的身体想要保护你。许多性侵受害者会在事发后过度自责，被羞愧感俘获。尤其是男性，更容易觉得自己懦弱。因为正常情况下，我们在遭遇坏事的时候，如果不作出一种选择，会被人指责不够勇敢。而大脑中负责让我们理智思考的区域会收到恐惧送来的压力，如果没有这层压力，我们或许会选择逃跑或对抗。但当人的身体被攻击者掌控，心里极度害怕受重伤或死亡的时候，极端生存反射作用就会接管身体。这时候，身体会变得僵硬，双手无力，如同残废，说不出话，哭不出声。这种反应被叫作紧张性不动，也就是小 A 所说的僵硬。身体认为，如果受害者在此时进行反抗，会遭受到更大的伤害。不仅如此，受害者的心率和血压都会变得微弱至极，甚至会突然犯起困来。

和梦魇一样追着他们的，还有羞愧之心。许多受害者并不知道大脑的这层自动机制，事后常常羞愧得无地自容。甚至有研究者已经将这种僵硬反应与事后受害者的焦虑与压抑联系起来。太多的性侵受害者都曾被朋友、家人，甚至是警察问起：你为什么不逃？你为什么不尖叫？可是要知道，即便是军人或士兵，也需要进行严格的重复训练，才能在枪林弹雨的恐惧中扣动扳机。"要么逃避，要么反抗"并没能很全面地概括人们面临危机时的反应，实际上应该是"要么逃避反抗，要么动弹不得"。

《"女童保护"2018 年性侵儿童案例统计及儿童防性侵教育调查报告》显示，2018 年公开案例中，熟人作案占比 66.25%。当性侵发生在熟人间时，受害者的痛苦更与亲情、伦理等因素纠缠在一起，造成一生难以愈合的伤痛。在熟人性侵中，有 80% 的受害者即使在能够正确归因后，仍无法走出遭受性侵的阴影。他们常常将自己的痛苦内化，产生创伤后应激障碍、焦虑、抑郁等心理问题，严重者产生自杀倾向。一部分受害者经历性侵害后，性别认知可能会出现障碍，轻者会排斥异性的肢体接触，排斥两性关系，重者可能会出现性欲缺乏、恐惧性行为等问题。

专家支招

▶ 对于受害者

要知道僵直的身体，只是你的自我保护。无法反抗，不是欲拒还迎，是你保护自己的正常生理反应。平时应当心身边人，遇到熟人欲实施性侵害，应明确表示反对，态度要坚决；不要单独去得不到帮助的地方，不独自待在僻静的场所；意识到可能遭遇性侵害危险时，不要惊慌，要迅速离开，跑向人多的地方，必要时尽量大声呼救。遭遇性侵后应及时报警，避免受到二次伤害，同时也能保证收集证据的时效，特别是熟人之间的侵害更要第一时间报警。长时间不报警，很有可能不会被公安机关立案。因为一起聊天、约会、见面的行为，更像是情侣之间自愿发生的事情，在缺乏其他证据的情况下，难以定罪。对于案发现场的所有东西都不要动，等警方来处理。对于被害人自身，如果受伤了马上去医院治疗，同时向医生说明情况，医生的证言和病历可以作为证据，但身体衣物不要做过多处理，以防重要痕迹、证据消失。记住：被性侵从来都不是受害者的错，长相和穿着也从来不是成为被性侵目标的理由。

▶ **对于家长**

当受害者向你敞开心扉的时候，最好的做法是信任对方，告诉她们"这并不是你的错"。知道受害者没有反抗，其实不是她不想反抗，而是身体的保护机制在起作用。进行家庭性教育是父母的天职，早期的全面性教育能够培养孩子对身体权利、性别平等、人际关系等的正确认知。面对性行为要求时，孩子更可能具备清晰表达意愿的能力。对孩子进行防性侵教育，是防止性侵的重要手段之一，家庭应当在防性侵教育中承担起最大的责任。相关调查统计显示，虽然多数家长希望学校进行性教育，但多数学校缺少防性侵教育方面的师资力量，也不知道怎么进行教育。在中国，多数家长没能对孩子进行性教育，基本都是谈"性"色变。然而，如果没有对孩子进行必要的性教育，会让孩子缺乏基本的性知识，不懂相处的边界，没有防备之心。与此同时，互联网的发达让软色情无处不在，孩子既无分辨能力，又无抵抗能力，很容易误入歧途，形成错误的观念。父母要告诉孩子，不论年龄、性别、职业，任何人都可能性侵儿童。要早点让孩子明白，在生活中确实存在着可能伤害他们的人，性侵也很容易发生在熟人中间。我们要教会孩子的，不仅仅是防范陌生人，哪怕是亲密的人，也应该有所警惕。

► 对于社会

社会公众应给被性侵者更多的理解和支持，而不是羞辱和怀疑，并且不轻易对任何一件性侵案件和稀泥。对于未成年人性侵案件，除了严惩加害者，如何保护受害者身心健康也不可忽视。而司法过程、媒体舆论关注、亲友议论等都有可能带来严重的二次伤害。关注受害者心理健康是社会各方都应重视和思考的问题。此外，永远不要尝试从被害人身上寻找解决问题的方案。对于性侵，社会和政府机构自然要负起责任，增强大众对性侵的正确认知，提高女性保护自己的意识，研究容易导致被性侵者陷入危险的因素，及时补救并预防案件的发生。同时，也希望更多人主动去关注任何有关"性侵预防及应对"的知识，毕竟在这个多变的世界中，我们也同样有义务学会保护和照顾自己。必须再次明确的是：性犯罪人是案件绝对的、完全的责任人。愿每个孩子都能被世界温柔相待。

第 18 节
掺了泥沙的糖果塞满我的裤兜

罗华中

案例故事

　　盛夏时节，裹着长袖的小美把最大的一本书敞开，尽可能盖住自己几番变色的脸。当下每一分、每一秒对她来说都是煎熬，因为她既要让自己在周围人看起来没有任何异常，又要费很大力气压制住七上八下的情绪。那句刺耳的"都是为了你好"几乎让她快尖叫出来。

　　母亲节临近，"感恩母亲"顺理成章成为本周班会课的主题。班长在台上热情洋溢地讲演，结束时不忘要求所有同学给妈妈写一封信。写山写水尚可，写天写地也行，唯独写母亲，小美真不知如何下笔。仅仅是回忆这些年她和妈妈之间的点点滴滴，就足以让她心烦无力。在众人眼中，小美家过着十足的好日子，爸爸收入高，妈妈勤劳持家，小美乖巧伶俐……她正是别人家父母想要的好孩子。

　　自幼以来，小美的父母就十分保护她，总是害怕她出事，不断提醒她提防各种可能的麻烦。一旦她有什么状况，父母总是手忙脚乱地凑过来。小时候，父母不让她和小朋友嬉闹，生怕她会被撞到；到商场不能碰电梯扶手，以免感染病毒；不能单独和陌生人接触，上下学父母接送；父母偷看她的笔记本和QQ聊天内容，避免她遇到坏人；她稍微晚一点睡觉，父母就以影响身体为由，要求她立马睡觉……小美除了学习，其他什么事情都不用管，直到现在，还是父母帮她穿衣服。

　　有时候，父母的一些做法让小美哭笑不得。在家里，父母以通风为由，从来不允许她把卧室门关起来。即便关着门，父母也随时可能突然就闯进来。前些日子，她在玩笑中谈到班上某个同学暗恋某个男生，妈妈就不让她和这个同学玩，怕这个同学把她带坏。只要父母认为她应该怎么做更好，就会追着她念叨，直至她不偏不倚地遵照。

　　密不透风的爱，让小美感到窒息。久而久之，小美不敢让父母知道她有什么不好，也尽量顺从父母的要求，免得成为父母的"麻烦"，或者招来"麻烦"的父母。但纸终究是包不住火的，无论是她心中发酵的情绪，还是她手臂上渐密的疤痕，最终都被细心的班主任发现了。小美不知是应该"多亏"他，还是"都怪"他。

不久前，小美最好的朋友邀请她参加周六晚上的生日聚会。妈妈不同意她晚于 8 点回家，她只能和专程来接她的妈妈提早离开。她感觉很扫兴，回家路上忍不住和妈妈争执了起来。到家后，她满腹委屈地躲进卫生间，下意识地拿起刀片划过手臂。透过朦胧的泪光，呆呆地凝视着渗出的淡淡血迹，她心中反倒有些释然。从此，自伤变得一发不可收拾，恍若她心烦意乱时最唾手可得的"密友"，时断时续，延续至今。

天气渐热，小美大汗淋漓也不愿穿短袖，这引起了心思细腻的班主任老师的注意，于是私下找她谈心。面对老师，她内心的感受是复杂的，因为一方面终于有人可以看见她的痛苦，另一方面她也因害怕被人看见而痛苦。在小美看来，爸爸妈妈对她确实很好，做出了很多牺牲，不过主要是保证她吃好、穿好和身体好，也希望她表现好，而不是关注她内心的感受好不好。父母的爱就像掺了泥沙的糖果，甜中带泥，难以下咽。

听完小美的哭诉，班主任老师意识到问题的严重性，专门约了小美父母面谈。

　　获悉此事的父母如临晴天霹雳。他们感觉很挫败，因为这就像是对他们这么多年辛苦付出的一票否决，无奈的事实里散发的是讽刺的味道。

　　父母对小美又气又心痛，不知所措，心有埋怨，却不敢多言，好不容易从口中挤出的关心话也不过就是那些小美认为早已经听腻了的大道理，如"我们都是为你好""你有什么就跟我们说，不要闷在心里面""你要学会自我调节""只要你好，让我们干什么都可以"等空泛的话。这些对于身陷痛苦囹圄的小美来说，显得那么苍白无力。

　　在班主任的建议下，小美开始寻求专业心理医生的帮助。这个家庭在带血的呼救声中踏上了亡羊补牢之路。心理医生给小美安排了一对一的个体心理咨询，也推荐小美一家接受家庭咨询。

　　在家庭咨询中，小美的父母（尤其是小美的妈妈）逐渐意识到自己在养育小美时的过度焦虑，以及由此引发的问题。小美妈妈在一个重男轻女的家庭中长大，被家人忽视。有需要得不到回应，遇麻烦没有人援手，被欺负没有人评理等问题伴随她成长。为了不让小美重复自己的生活，小美妈妈竭尽全力为小美提供最好的条件，她要让小美走最少的弯路，为小美预设最好的人生轨道。小美爸爸因为工作的性质，会接触到一些社会阴暗面，他担心自己的女儿被人带坏，一直私下叮嘱小美妈妈对她严加看管。除此之外，他特别关注小美的学习，自认为辛苦挣钱就是希望以后能够送小美出国留学。

小学五年级以前，小美还小，很依赖父母，这与父母的养育风格是相容的；进入青春期之后，小美接触的世界越来越大，父母不可能再像以往那样面面俱到，她开始有更多独立的需求，对现实生活也有能力做出更多自己的判断，父母的养育风格愈发让她感到无所适从。她对父母的束缚感到愤怒，也因为对父母愤怒而感到内疚。进退两难的她只能习惯性地压抑自己的愤怒，压抑到极限就要爆发，爆发一次，她就内疚一次，内疚一次，她就更加压抑，如此恶性循环。最终，自伤成了解决不断升级的情绪困境的新办法，也让她付出了很大的代价。

专家解析

毋庸置疑，父母是爱小美的，但是焦虑成了他们表达爱的巨大妨碍，他们的爱也是"以爱为名"的。这集中体现在小美父母表达爱的行为中始终有两类混淆不清的动机："真心为了孩子好"与"缓解自己内心的焦虑"。这让小美陷入了难以自拔的纠结中。

首先，真正的关心是对一个人此时此刻内在需求的看见和回应。过度焦虑会影响父母设身处地考虑小美的内心感受和需求，以及更加客观地看待她言行的能力，导致父母误判她的需求。比如小美说某个同学暗恋某个男生，只是想和妈妈分享学校中的趣事。妈妈却担心她被同学带坏，导致小美不再和她轻松地"八卦"。

其次，父母处理自己焦虑的方式也会影响到他们爱孩子的"纯度"。当父母焦虑地认为只要孩子好了自己就好了时，他们就可能通过把孩子变成自己希望的好的样子来缓解内心的焦虑，并且强调"这都是为你好"。实际上，他们做这些事情不是纯粹基于孩子的需要，而是在相当大程度上基于自己的需要（缓解自己的焦虑）。

再次，当父母的焦虑足够严重时，为了缓解自己内心的焦虑，他们可能一味要求孩子如自己所愿或者接受"都是为你好"的爱，这让他们的爱有了操纵、控制的色彩。一旦受挫，他们还可能站在权力和道德的制高点，指责孩子不接受父母的好是错误的，让孩子感到内疚。

最后，父母因为自己的焦虑而对孩子实施过度的保护、限制和掌控时，也在向孩子传递很多不利的信息。小美的父母用他们过分的小心翼翼向小美传递着很深的不安感，即这个世界是充满危险的；传递着应对危险的姿态，即面对这个世界的危险，我们只能选择避开；传递着不信任，即父母这样的成人都解决不了的危险，小孩子更没能力应对，所以离开父母独自面对生活是很危险的；传递着否定，即小美一有什么情况，父母就手忙脚乱地凑过来，这让她感觉自己是引发父母情绪问题的麻烦，或者自己就是个麻烦，进而不敢向父母说自己的心里话。

总之，父母过度焦虑压垮的是孩子的精神"脊梁"，时常给孩子带来慢性的、累积的创伤，好比给稚嫩的小苹果表面套上了一个坚硬的外壳，而不是一层保护膜，这个外壳是父母喜欢的形状，却逼着她不能按照自然的方向生长成自己的模样。

专家支招 🔌))

第一，小美父母需要适当将注意力由外转向内，回到自己身上处理过度的焦虑，避免让小美成为他们愿望的收纳箱、情绪的垃圾桶，更好地执行父母作为照养者的功能。

第二，小美的家庭正在经历新的阶段——家有青春期小孩，家庭面临着一些发展性的挑战。青春期就是一个孩子从小孩到长大成人的过渡期，家庭（尤其是父母）需要适应"过渡期"的变化。一方面，过渡期意味着小美不再只是一个小孩，那些原本由父母代替她做的事情，在这个时期要慢慢变成由她自己来完成。所以，小美不全盘接受父母的要求并不意味着她是错误的。面对焦虑的"以爱为名"的父母，她只是做出了和很多同龄人类似的反应，即刻意保持距离，以此控制父母对她生活的过度侵入。与此同时，小美父母需要循序渐进地"放权""赋权"给小美，尊重小美正常的独立意识和自主需求，支持她发展自主能力，在做出一些决定时，记得考虑一下小美的想法，而非事事替代她决定或者完成；尊重亲子之间正常的关系边界，比如进入小美的卧室之前记得敲门，不随便偷看小美的日记或者聊天记录，以免破坏亲子之间的信任关系。另一方面，过渡期也意味着小美还不是一个成人。她仍然需要父母的保护，但是通过限制行动来将小美与危险隔离开并不是保护她的唯一办法。父母需要与她一起面对危险，在共同经历危险的过程中培养小美对危险的识别能力和应对能力，比如怎么和陌生人打交道。这才是真正的授之以渔，陪她成长。否则，小美学会的将是回避、畏难，而不是面对、战斗。

第三，小美的父母改变了，并不意味着小美就立马好了，因为她仍然面临着一些属于她自己的成长议题。比如，她虽讨厌父母的束缚，但是也习惯了对父母的依赖；她和父母相处时的被动、压抑、自我否定等表现已经成为她普遍的人际交往习惯。这些都是有待成长的地方。

第四，小美和小美的家庭能够积极接受心理咨询是非常好的选择。个体心理咨询对小美实现上述的自我成长是有益的。同时，家庭咨询可以帮助他们梳理家庭关系。

第 19 节
你们把最好的礼物给了我最讨厌的人

罗华中

案例故事

寝室厕所里，急促的"哇哇哇……""咳咳咳……"的交替声中，小丽完成了今天的第一次引吐。这是她开学一个月内第五次以生病为由请假不去上课。

9月入学以来，面对全新的环境，小丽无所适从，尤其是看到新同学之间慢慢热络起来，三五成群，她觉得自己很失败、很孤独。形单影只的样子让她想象自己在众人眼中肯定是个怪人，她越想越不愿意走出寝室门。

她很纳闷，以前不开心时躲在卧室里一个人边吃零食边追剧，抛烦恼于云霄，屡试不爽，可最近吃零食让她很是恐慌。她吃得太多，怕长胖变丑，只好跑到厕所里，学着醉酒的爷爷，抠喉咙引吐，但很快又忍不住地想要继续吃。她被"渴望吃很多"和"努力克制吃"两种矛盾的力量拉扯得心慌，可谓是己所不欲，却欲罢不能。

麻烦远不限于此。这不，一个月的生活费大部分拿来买了零食，即便骗得了老师，身体扛得住，可奈何不了钱包空空。她不愿意让家人知道她的情况，而且知道也没什么用，反倒引来麻烦。

10 月 10 日是一年一度的世界精神卫生日。小丽从来校义诊的心理医生那里了解到自己可能患有贪食症，并且开始接受门诊心理咨询。在为期半年多的咨询中，小丽解开了自己从记事以来就乱如麻的心结。

小丽出生时，家境贫寒，爸爸妈妈不得不外出务工，挣钱养家，把她交给爷爷奶奶照顾。出生半年后，她整日里哭闹。父母以为她生了什么怪病，先后带她去多家著名儿科医院检查，都没能解决这个问题。

后来，村子里一位刚工作的年轻医生回乡探亲，串门时发现小丽的奶奶非常节俭，每次在给小丽兑奶粉时都兑得很稀，以至于她长期处于饥饿状态，营养不良。小丽的奶奶听从这位医生的建议，增加了奶粉量，小丽的状况很快得到了好转。

爷爷奶奶忙着种地，怕小丽一个人在家里睡觉醒来时掉到地上，在她八九个月左右就把她双手和脚用绳子绑定在床上，前后持续了一年。

小丽上幼儿园时，小丽父母收入大为改观。他们毅然决定把小丽送进县城里的一所寄宿小学就读，并且认为这样做的好处很多，比如小丽能获得更好的教育，爷爷奶奶不用那么辛苦，他们也可以安心挣钱。可对小丽来说，这却是她噩梦的开始。

第一次离开家，面对全新的环境、完全陌生的人，身边没有再不济也算习惯了的爷爷奶奶，以及相依为命的留守小伙伴；在同学眼中，她是个稻田泥里捞起来的土小鸭，黑黑的皮肤成为同学们的笑点，调皮的男生说她是丑八怪……面对突如其来的变化，小丽无所适从。她很想回家，一有机会就哭着打电话让父母接她回去，但是都被父母以各种理由拒绝。父母在情急之下训她不懂事，不听话，不理解父母，威胁她再闹就不要她了。她只好忍着不哭。

要在这个陌生的环境里活下来，她不得不对很多人都抱有亲人般的期待，希望得到她们的庇护。可是谁会莫名地变成她的亲人呢？

有一天，同寝室的一位女生要抢走她的零食，她哭着找生活老师。生活老师因为和那女生家有远亲关系而息事宁人。那女生从此变本加厉，带着其他人孤立她。

班主任习惯时不时在周末选几个他认可的学生出去吃火锅，以示奖励。她很想得到这样的机会，却总是因为成绩不够优秀而落选，只能失落地蹲在宿舍楼梯转角处。她望着窗外，一边想着什么时候可以回家，一边尽可能地把积攒的零食掰成小块吃，吃久一点。

原本她有个玩伴，一个同样被同学排斥的小男生。她对他一度寄予希望，希望他们可以成为好朋友。但是有一天他趁她不备，抱住她，摸她下体。她奋力挣扎开，再也不敢靠近他。

小丽在寄宿学校里有太多太多的糟心时刻，即便过去很多年，只要想起这些情景，都像正在发生一样让她立马心生撕裂感。她很讨厌那个地方，讨厌那里的人，她最期待的就是假期快点到来。

不过，父母始终不能理解她为何如此"闹腾"。他们想到的解决办法就是尽量说服她安心待在学校，同时向老师们送礼，希望老师们能够多多照顾她。他们每次和小丽通电话的结束语都是"你要听老师的话""老师是对你好才这样"等。父母甚至寄希望于小丽的同学。他们来学校看她时，总把买来的零食分给小丽同寝室的人，离开时不忘叮嘱她"凡事要谦让""多从自己身上找原因""愿意吃亏才能和同学们成为朋友"……这也许是父母这么多年在外打拼时领悟出的生存技能，他们以为对小丽一样有用，告诉小丽这些生存的智慧，展现着的却是他们鞭长莫及的爱。

终于熬到了小学五年级，妈妈专门从外地回来陪小丽冲刺小升初考试。妈妈每天接她回家，守着她做作业。从来没有和妈妈这么近地生活，小丽有些不习惯，但是比起寄宿生活也算得上大为改观，小丽学习状态的好转肉眼可见。她后来如愿考上了一所不错的中学。

进入初中以后，小丽更多时间是在学校，妈妈闲来无事就迷上了打麻将，她们的关系又开始疏远。一旦她想要和妈妈说说话，妈妈的回应总显得敷衍了事，"看似有回答，实则没响应"。如果说小学五年级以来，有妈妈陪伴的日子是小丽和父母关系的甜蜜期，那么初中以来的点点滴滴，将她对父母的好感消磨殆尽。初三时小丽经历的一件事情则给她们的关系带来了致命一击。

初三上学期，班上一位同学误认为小丽偷她钱。无论小丽怎么解释，对方都咄咄逼人，要求她把钱交出来，还对她冷嘲热讽，说她土里土气。她气得直哭。当天这位同学找到了钱，没有继续为难她，但是也没有因为误会和嘲讽向她道歉。她很委屈地向妈妈倾诉。妈妈认为钱找到就算了，希望她大度一点，与其纠缠孰是孰非，不如专心搞好学习。妈妈的回应让她很绝望，甚至想过要死。一连几个晚上，她都翻来覆去睡不着，于是偷偷拿出手机玩。不巧被妈妈发现，妈妈大声斥责她不懂事，并打电话向爸爸"告状"。爸爸没听小丽任何解释，劈头盖脸地骂她，指责她在升学紧要关头还贪玩。自那以后，她愈加心灰意冷，开始感觉周围人都不喜欢她，她的学习状态也越来越差，成绩一落千丈，无奈去了职高读书。

原本小丽不想接受什么心理咨询，她认为在大多数人眼中，那都是一件不光彩的事情，是义诊医生的真诚和班主任的热情打动了她。班主任联系了小丽父母，小丽父母极力否认她可能有贪食症，坚持认为是她"太作"，为了玩而"装病"。爸爸"翻旧账"，认定小丽初中就是因为玩手机才没考上好的普高，指责她的各种不是。小丽听完，无奈地哭起来。

"有没有贪食症，是你们说了算，还是医生说了算？如果你们比医生还懂，那你们怎么不改行做医生？"班主任情急之下把小丽父母斥责一番。父母顿时木然。

在随后的心理咨询中，小丽经历了一个矛盾的开始和痛苦的自我探索历程。

最初，她说自己想四海为家，不依靠任何人。事实上，此时她渴望咨询师是她的救命稻草，但是又不可避免地对咨询师充满着防备，展现出不需要任何人帮助的样子。

接着，她自嘲是个"精神营养"不足的人，精神之胃早快被饿穿，她把心理咨询比喻为补充精神营养的输液瓶。

之后，她承认自己害怕孤独和空虚，渴望稳定、可靠、对她有爱的人，但是对关系始终保持着防备，害怕把自己的内心示于人，因为她受够了被指责、被拒绝。她宁愿和小猫小狗玩，也不想再掉进受伤的关系中。

之后不久，她在和父母的激烈争吵中，嘶吼着说出了那些压在心底很多年的话："小的时候，你们除了送礼，还能做什么。你们知不知道你们送礼的那些人都是欺负我的人，是我最讨厌的人，你们怎么就那么肯定这些人会对我好。无论我怎么说，你们都不信，他们说什么你们都信，我在你们那里连个外人都不如。"

专家解析

1. 小丽的成长中充满严重的忽视。

小丽的家人都不是坏人，只是他们以自己的方式爱着小丽，忽视了小丽在成长中的很多基本需求。比如，奶粉兑太稀，忽视她的基本生理需求；把她一个人放在家里，绑在床上，忽视她的基本安全需求；被同学误认为偷钱和当众羞辱后，她希望同学道歉，父母却选择息事宁人，忽视她的自尊需求。

2. 严重忽视对小丽的心理健康成长极具伤害性。

正如身体发育需要生理营养，心理健康成长也需要"精神营养"。我们可以把一个人心理发展所需的安全、情感、尊重、指导、陪伴等视为"精神营养"。小丽在成长中经历的严重忽视，导致她的"精神营养"不足，进而使她的自主能力和关系能力都得不到正常的发展，以致在面对生存挑战时，反复挣扎于以下激烈的心理冲突：想依靠自己，但是自主性或自我力量不足；想依靠其他人，但是不敢轻易信任他人。

3. 为了解决上述激烈的冲突，小丽自发采取了一些应对方式，结果招致更多的问题。

　　小丽希望自己不依靠任何人，这是一种假性独立的状态。当她遇到靠自己无法应对的困难而必须求助于人时，"不依靠任何人"的想法就难以为继，她就会陷入心理危机。小丽把自己对人际关系的需求转向对物的需求，比如吃零食，与小猫小狗为伴。小猫、小狗、零食如同一个可以依赖的好人，而且它们比真正的人更容易掌控，她也以此驱散内心的孤独和空虚。当吃零食不能缓解其内心的痛苦，或者吃很多零食让其有长胖变丑的风险时，小丽就会再度陷入想依赖又不敢依赖的两难中，无奈之下只能求助医生。

专家支招

　　1. 为孩子心理成长提供足够的 "精神营养" 是照养者的重要职能。父母是孩子 "精神营养" 的重要来源。如何对待孩子的言行是他们传送 "精神营养" 的重要纽带，要注意孩子的言行中极度缺乏什么或过分偏重什么都可能成为引发心理问题的隐患。

2. 处理"精神营养"不足引发的问题，需要内外结合、足够的温存和极大的耐心。第一，小丽向内需要修复"精神之胃"，以充分吸收"精神营养"。心理咨询如同养胃粥和营养粉，滋养她的"精神之胃"，也为她提供了一个足够包容和理解的空间，让她可以把心中积压的愤怒、恐惧、孤独、羞耻、无助等情感宣泄出来，帮助她理解自己内心深处的心理冲突，与人相处时的矛盾情感，以及对零食的过度食用等。同时，对于小丽来说，心理咨询也是一个人际关系实验室。心理咨询师允许、引导和容纳她宣泄的过程，是她放下内心防备的开始，也是她重建人际信任的示范。

第二，小丽向外需要创造"精神营养"之源，为重启发展注入能量。生活中好的关系是"精神营养"的主要来源。在好的关系的滋养下，小丽的自我接纳、自我照顾、自我保护、自我肯定、自主成长等能力获得重新发展的机会。为此，小丽需要修复与父母的关系，重新在生活中发展更多有质量的关系，这是"鱼"。同时，小丽需要在此过程中发展和强化自身的关系能力，这是"渔"。

3. 要特别肯定小丽在义诊中主动求助的行为，这是爱自己的表现。当前，大众心理问题的发生率不低，但是求治率很低。"不知道自己有心理问题"、有病耻感、"不知道哪里有好的心理医生"，以及时间和经济成本高是人们在出现心理问题时没有及时求治的常见原因。对于小丽来说，她能够在义诊中主动求助，更是难能可贵。毕竟在出现心理问题之前，遇到困难时，她也尝试过寻求帮助，却一次次被忽视或拒绝，这也让她对求助感到矛盾。

所以，我们希望所有正在经历心理痛苦的人，都能把向专业人士求助作为一个自爱的选择。我们也希望所有人在面对因为心理痛苦而求助的人时，能够心怀敬意。

第 20 节

被绝症念头撕扯：是身体还是心理"病"了？

瞿　伟

案例故事

　　小蕊今年 14 岁，目前读初二。她长相清纯、甜美，性格乖巧、懂事，成绩中上，在同学中人缘好，也深得老师的喜欢。但 5 年来小蕊一直被一个可怕念头纠缠着，她经常无缘无故担心自己患了一种或多种癌症，为此每年去医院检查好几次，即使多次的大医院检查结果都排除了她有器质性疾病，即使她短时间相信了大医院专家给出的"你没有任何疾病，更不可能是癌症"的解释，但过不了多久，癌症念头又会再次纠缠上小蕊，最严重的一次，小蕊怀疑自己同时患有脑癌、鼻癌、喉癌、肺癌等七八种癌症。

　　近两年来，小蕊父母也不再带小蕊去医院检查了，因为多年就医的经验告诉他们，小蕊的"病"连大医院也无法查出来。因为这样的念头经常在大脑中萦绕，渐渐影响了小蕊上课的注意力，导致作业也逐渐无法完成，她的成绩持续下降，最后不得不休学。小蕊陷入深深的痛苦之中，父母为此也心力交瘁。

小蕊休学后，去了外地姑姑家。姑姑家有一个跟小蕊同岁的女儿，两人一见如故。姑姑性格开朗，对孩子民主、开明，家庭氛围宽松、和谐、温暖。在姑姑家，奇怪的事发生了：小蕊可怕的绝症念头越来越少。小蕊自己感到奇怪，父母也百思不解。更让小蕊和父母难以理解的是，小蕊在姑姑家待了 3 个月回到父母身边后，原来减少的绝症念头又陡然增加了，就像一个幽灵经常出没在脑海里，原本开始开心的小蕊及父母，再次被这个幽灵带回到痛苦的深渊。这时姑姑才意识到小蕊患的或许是心理疾病。小蕊及父母抱着死马当成活马医的心态，来到医院临床心理科。

小蕊为什么会出现挥之不去的绝症念头呢？经过心理医生详细询问，才了解到小蕊一家在多年前经历过一场大的劫难。原来，小蕊有一个比自己大 3 岁的哥哥阿强。在小蕊 3 岁时，阿强有一次感到腹部疼痛，没有及时送医院诊治。而当阿强因剧烈腹痛送到医院时，医生发现阿强阑尾已经化脓穿孔并导致败血症，最后不治身亡。

　　哥哥的去世给小蕊父母带来巨大而沉重的打击，小蕊也本能地感到悲伤难过。哥哥去世后，小蕊经常目睹父母伤心欲绝的样子，每当小蕊看到母亲泪流满面时，就会非常懂事地为母亲拭去眼泪，还会对母亲说："妈妈，不要哭了，我会听你话的，我会乖的，你不要难过了。"当母亲听到小蕊这样安慰自己，有时会抱着小蕊失声痛哭，大声告诉小蕊："你一定不能生病，我和你爸爸不能再失去你！"

　　自从哥哥去世后，家里一直弥漫着伤感的气氛，小蕊感觉非常压抑。尤其是母亲，她对小蕊的身体非常关心，经常问小蕊身体有没有不舒服。小蕊身体稍有不适，父母便异常紧张、担心害怕、不敢怠慢，一定要带小蕊到医院做全面检查，多年来家庭每个成员都"谈病色变"。

　　经历家里亲人意外离世，小蕊初尝了人世间的痛苦，好像一下子长大了很多，她意识到不能再让父母经历同样的痛苦，不能再让父母对自己的身体这么担心，逐渐地她也开始关注自己的身体。

专家解析

反复担心或坚信自己患有某种严重疾病，是一种精神障碍"疑病症"的主要特征。该病具体表现为反复怀疑自己患有某一种或多种严重疾病，即使多次经过医院各种检查排除有任何疾病的存在，患者仍然不能打消其疑病念头；即使患者暂时相信医生作出的"没病"的解释，但不久之后疑病念头会再次出现，让患者痛苦不堪。小蕊的表现就完全符合疑病症的症状标准，它又是如何引起的呢？

疑病症的产生往往与患者早年经历过比较大的心理创伤有密切关系。小蕊的疑病观念来源于早年哥哥去世这一创伤性事件，小蕊在这一心理创伤事件中本能地产生了对疾病的恐惧反应。之后父母对小蕊身体过度担心的言行，强化了小蕊对疾病的紧张与恐惧体验。为了安抚父母、减少父母对自己健康的担心，小蕊认同了父母对疾病灾难性的观点，本能地发展出对自己身体关注与警觉的行为模式。三方面因素的叠加加剧了小蕊对疾病的恐惧，这是小蕊形成疑病观念的关键所在。

这些久远的既往经历并没有让小蕊为之前思后想而困

扰，又是如何造成目前的疑病状态的呢？精神分析理论中有一个重要的概念：潜意识。潜意识是意识重要的组成部分，潜意识并不是虚无缥缈、深不可测的，尽管它在我们内心中藏得很深，但它并不是与生俱来的，而是由于我们在成长过程中的一些经历给我们留下了极为深刻的印象，以至于它们慢慢转化为潜意识的内容。潜意识一直默默影响和控制着我们的意识、行为、情绪。对于小蕊的疑病症的形成，可以从以下几方面来理解。

1. 疑病观念与行为是早年对疾病恐惧害怕的一种持续表达

在本案例中，首先，哥哥的突然去世将家里每个成员都带入到失去亲人的哀伤状态，这是人类面对亲人丧失正常的反应。但小蕊父母常常表现出来的伤心欲绝的情绪及行为，给年幼的小蕊传递一个信息——生病是件非常可怕的、非常不幸的、非常悲伤的事。小蕊长期处于这样的氛围中，逐渐内化了父母的感受，即"生病是可怕的，生病是场灾难"，这是小蕊早年对疾病形成的最初认知。在小蕊与父母的互动中，父母的言行更强化了小蕊对疾病的恐惧体验与观念，这就是小蕊逐渐形成对疾病害怕观念的潜意识过程。你可能会说，小蕊也能意识到自己对疾病紧张害怕呀！是的，但小蕊意识不到的是，自己的疑病观念与行为是早年经历所形成的潜意识持续影响她当下行为和情绪的结果。

2. 疑病观念与行为是对强烈失控感、危险感的一种表达

长期相伴的哥哥突然从自己生活中彻底消失了，这对于年幼的小蕊来说是一件无法理解的事，人为什么会生病？死亡意味着什么？此外，整个家庭遭遇突然的丧失也引发了家庭一系列的变化，比如父母情绪失控、家庭氛围改变、原有生活秩序打乱等，这给小蕊带来强烈的失控感，也强化了小蕊对疾病的不安与恐惧感。

3. 疑病观念与行为是对父母关爱的一种表达

每个孩子都是爱父母的，也会在父母痛苦时去安抚父母。为了不再给父母带来同样深重的痛苦，最好的办法是自己不要生病。想要不生病，就要关注自己的身体反应，及时发现、及早治疗。为了安抚父母，也为了满足父母期待自己会关照自己身体的需要，小小年纪的小蕊发展出对自己身体健康充分关注的行为模式。这本是人类为了避免疾病痛苦本能发展出来的一种正常防御方式，但我们观察到，小蕊疑病

观念与行为出现的频率与父母是否在小蕊身边这一环境因素密切相关。由此可以推断，小蕊疑病观念与行为模式中，还内含安抚、讨好、顺从父母的功能，或许小蕊过度关注自己身体背后的动机是让父母看到，目的是安抚父母而已。

4. 疑病观念与行为也是学习的结果

父母失子之后痛定思痛，非常自责自己对孩子病痛的忽视。为了不再遭遇同样的痛苦，于是将这种强烈自责转化为对小蕊身体的过度关心，尤其是母亲，每天对小蕊吃饭、穿衣、睡觉、脸色变化等观察得非常仔细，一旦小蕊身体不适，母亲则表现得异常敏感、焦虑、紧张、恐惧。父母对小蕊身体及健康的过度关注，让长期处于这一环境中的小蕊也学会了对自己身体的强迫性关注。

专家支招 💡))

▶ **对于小蕊**

1. 向小蕊明确疾病的性质，引导正确的干预方向。这点对小蕊非常重要。明确告知小蕊她患有"病"，而且这种"病"不会被很多人理解，常规医学检查也查不出来，只有心理科或精神专科医生才能正确识别。小蕊患的是疑病症，这种疾病属于心理疾病，对于该病，心理治疗是有效的，给予小蕊治疗希望，激发小蕊的求治动机。

2. 与小蕊一起探索和认识该病的形成原因，将潜意识中的情绪和想法意识化。明确建议小蕊接受心理治疗。心理学上常常讲"看见即疗愈"，即要让小蕊看见自己当下疑病观念和行为背后的心理逻辑。小蕊一旦认识到疑病观念与早年哥哥去世经历密切相关，当下疑病观念与行为是早年形成的对疾病恐惧情绪的延续与表达，意识到是潜意识一直在影响自己当下的状态，当下并无真实严重疾病的存在，小蕊就容易放下对疾病恐惧的观念和情绪。这是小蕊摆脱疑病念头所应迈出的关键一步。

3. 减少强化小蕊疑病观念的消极环境因素。启发小蕊看到家庭环境因素是如何影响自己疑病观念和情绪的，让小蕊更加理解自己疾病形成和维持的原因。同时，引导小蕊探索和尝试与既往不同的生活方式，比如改变生活环境或返校住读，与父母在时间和空间上保持一定的距离，减少引发小蕊疾病恐惧的外在强化因素，降低小蕊无形的焦虑与压力。

4. 肯定小蕊疑病观念与行为的良善动机。这点对小蕊来说很重要，必须向小蕊指出，小蕊疑病观念与行为背后的动机有其非常善良的一面，即让父母看到自己对健康关注的自律行为，通过对自己身体的关注来减少父母对自己健康的担忧及警觉。共情小蕊的同时让她理解自己行为背后的真实原因，会有助于缓解小蕊可能因忽视自己身体而产生的自责和内疚。

5. 建议小蕊发展同伴关系，培养更多个人爱好，丰富日常生活。对处于青少年时期的小蕊来说，个人的成长需要发展同伴关系，而不能局限于与父母的关系。建议小蕊发展同伴关系和培养个人爱好，从同伴那里获取更多不同的见识，新知识、新关系、新兴趣会让小蕊将注意力从身体健康转移到其他方面，这有助于减轻小蕊对自己身体的过度关注，促进她心理健康成长。

▶ **对于家长**

1. **告知父母小蕊疾病的性质。**向父母明确小蕊患的是心理疾病，心理疾病虽痛苦但不致命。这点对小蕊父母而言非常重要，因为父母最担心的是小蕊患致命性疾病，他们再也经受不起再失去一个孩子的打击了。

2. **告知父母小蕊疑病观念的形成原因。**向小蕊父母介绍小蕊疑病的主要原因，以及这么多年维持小蕊疑病观念和行为的相关影响因素，让父母理解自己多年时间里一直没有从失子之痛中恢复过来的心理状态，而这种心理状态持续影响着并强化了小蕊对疾病的害怕恐惧体验，让父母意识到自己也需要进行心理调节或一定的心理干预。与失去的孩子真正哀悼和告别，才能真正开启新的生活。父母放下失去儿子的痛苦，才会轻松正常地与小蕊互动，为小蕊做出积极的示范，才能让小蕊减少对疾病的害怕与恐惧。

3. **建议父母给予小蕊一定的自我空间。**引导父母丰富家庭交流互动的内容，改变将小蕊作为家庭关注的焦点，减少对疾病的过度关注。建议父母给予小蕊与同龄人更多的交流机会，让小蕊从同龄伙伴中获得不同于父母的知识、情感、支持，增加小蕊的自主性与掌控感。快乐和掌控感的获得有助于小蕊从创伤中恢复过来，降低创伤对她的负面影响。建议小蕊返校或住校，减少与父母持续接触的时间和空间，减少家庭环境对小蕊的持续影响。

▶ **对于其他家庭**

每个家庭都不可避免遭遇亲人去世的经历，遭遇亲人去世的亲友都会本能地产生哀伤反应，即感觉伤感、痛苦、不舍，甚至出现短期抑郁、焦虑，痛不欲生时产生跟着去世的人一起到另外一个世界的想法，这些都是人的正常丧失反应。但正常的丧失反应不会超过 3 个月，如果这些反应持续 3 个月以上或更长时间，就需要引起重视，甚至需要及时进行心理干预。

在遭遇家庭成员去世时，每个人都会沉浸在丧亲的悲伤之中。需要提醒父母的是，在自己悲伤的同时，请不要忽视尚未成年的儿童青少年。由于儿童青少年认知水平有限，对生病、死亡尚不能理解，他们自身的情绪管理能力也不够，这样的丧亲经历对孩子所产生的心理伤害远比对成年人的伤害更大。

很多人都意识到，如果是孩子父母去世，那么家人会非常关注孩子；如果是家中其他成员去世，比如爷爷奶奶或父母的兄弟姐妹去世，很多父母认为这些亲人与孩子关系不那么紧密，孩子不会有事。其实不然，因为有些孩子在面对死亡、面对家人悲痛的场面时会本能地产生莫名的害怕、恐惧。有的孩子会主动向父母表达自己害怕、悲伤的情绪，而有的孩子则会表现得很平静，其实平静往往意味着孩子不会表达、不敢表达或压抑了情绪，甚至有往日调皮的孩子一下子变得非常懂事，其实那是孩子为了安抚大人而强行压抑了自己痛苦的情绪。所以，在这个特殊时刻，孩子更需要父母通过关注、安抚和陪伴给予他们安全感，更需要父母帮助他们共同识别、管理自己的哀伤和恐惧等情绪。否则早年压抑的负性情绪，很可能会在未来某个时段以某种形式表达出来，正如小蕊一样。

小蕊一家的遭遇是值得同情的，但只有同情是不够的，需要了解相关哀伤知识，才能及时寻求帮助，才能在减轻丧失亲人的痛苦的同时，避免因忽视而带来的后续次生的心理伤害。

参考文献：

[1] 荣格.荣格分析心理学导论[M].周党伟,温绚,译.北京:机械工业出版社,
    2022.
[2] 桑德拉·斯米特.维果茨基导论:给早期儿童教育工作者和学习者的指南
    [M].罗瑶,译.南京:南京师范大学出版社,2020.
[3] LI F H,CUI Y H, LI Y, et al. Prevalence of mental disorders in school
    children and adolescents in China: diagnostic data from detailed clinical
    assessments of 17, 524 individuals[J]. Journal of Child Psychology and
    Psychiatry, and Allied Disciplines, 2022, 63(1):34-46.
[4] 傅小兰,张侃.中国国民心理健康发展报告(2019-2020)[M].北京:社会
    科学文献出版社,2021
[5] TEICHER M H, ANDERSEN S L, POLCARI A, et al. Developmental
    neurobiology of childhood stress and trauma[J]. Psychiatric Clinics of
    North America, 2002, 25(2): 397-426.
[6] 李红艳,范勇,孟祥军.精神分裂症患者家庭功能及家庭教养方式研究[J].
    精神医学杂志,2020, 33(6): 445-448.
[7] HEIDT J M, MARX B P, FORSYTH J P. Tonic immobility and childhood
    sexual abuse: a preliminary report evaluating the sequela of rape-induced
    paralysis[J]. Behaviour Research and Therapy, 2005, 43(9):1157-1171.
[8] 美国精神医学学会.精神障碍诊断与统计手册(第5版)[M].张道龙,等译.
    北京:北京大学出版社,2016.

图书在版编目（CIP）数据

未成年人童年养育与心理创伤问题：专家解析与支招 / 瞿伟主编. -- 重庆：重庆大学出版社，2023.6
（未成年人心理健康丛书）
ISBN 978-7-5689-3829-7

Ⅰ.①未… Ⅱ.①瞿… Ⅲ.①青少年—精神疗法—研究 ②青少年—心理健康—健康教育—研究 Ⅳ.
①R749.055 ②G444

中国国家版本馆CIP数据核字（2023）第059609号

未成年人童年养育与心理创伤问题：专家解析与支招
WEICHENGNIANREN TONGNIAN YANGYU YU XINLI CHUANGSHANG WENTI：ZHUANJIA JIEXI YU ZHIZHAO

主　编　瞿　伟
副主编　冉江峰　　沈世琴

丛书策划：敬　京
责任编辑：敬　京　　版式设计：原豆文化
责任校对：王　倩　　责任印制：赵　晟
*
重庆大学出版社出版发行
出版人：饶帮华
社址：重庆市沙坪坝区大学城西路21号
邮编：401331
电话：（023）88617190　88617185（中小学）
传真：（023）88617186　88617166
网址：http://www.cqup.com.cn
邮箱：fxk@cqup.com.cn（营销中心）
全国新华书店经销
重庆升光电力印务有限公司印刷
*
开本：880mm×1230mm　1/32　印张：7.25　字数：127千　插页：20开1页
2023年6月第1版　　2023年6月第1次印刷
ISBN 978-7-5689-3829-7　　定价：45.00元

本书如有印刷、装订等质量问题，本社负责调换